あなたが
信じてきた医療は
本当ですか？

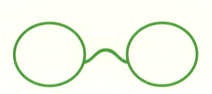

医師　田中　佳

評論社

## はじめに

　この度は、本書を手にお取りいただきありがとうございます。なぜ私がこの本を書こうと思ったかというとですね、医師として現代医療のいろいろな問題に気づいてしまったことと、医療に翻弄される方が多すぎることに、黙ってはいられなくなったからです。

　皆さんの中にも医療に対してうっすら疑問を感じていたり、受けた医療でこんなはずではなかったと思ったり、自分の想いが主治医に届かなかったり、そんな経験をしたことはありませんか？　この原因の一つとして、相互理解の不完全さがあるのです。医学界の概念と、世間の皆さまが思う医療の概念との間には大きな隔たりがあり、誤解が生じていました。

　検診などで、ある日突然「がんです」「難病です」と言われてショックを受け、頭が真っ白のまま医療のレールに乗ってしまう前に、医療の真実を知っておいて欲しいのです。たとえ既に医療を受けていたとしても、今から出来ることはたくさんあります。真実を知った上で現代医療と仲良くしつつ、ご自身の中にある「治る力」を発揮する生活を送っていただきたい。

本書の前半はその誤解を解消するため、かつて脳神経外科医として勤務していた私の視点を通して、現場の人間だからこそ、知りうることを明らかにしようとしています。そのためこれを読むことにより、過去の選択に後悔や自責の念を抱くこともあるかもしれません。大丈夫、その決断も正しかったのです。人は常に最善を尽くしています。

　また、文中によく出てくる四角い図は、講演会で使っている自作の資料です。深刻になりがちな事実を笑いにしてお伝えしようと工夫したものです。

　途中、専門用語がたくさん出てくるところがありますが、「ここ無理！」と思われたら読み飛ばして下さいね。興味があるところを読んでいただければと存じます。

　後半は「未来の医療には、もっと多様性と自由があるのではないだろうか」という願いを込めて書きました。もしかすると「現代医療を否定している！」と感じる方がおられるかもしれませんが、それは違います。私は、医師と患者さん、そのご家族の相互理解がよりよい医療を創っていくと信じています。

田中　佳

# 目 次

**第①章 医学には根治という概念がない**　　7
　私が医者になるまでの話　17

**第②章 医学島という島がある**　　21
　むかしむかしの製薬会社との関係　36

**第③章 医者は選んでいいんです**　　39
　このままでいいのか悩んだ私　50

**第④章 医療でなにを得るのか**　　57
　私がクリニックでしていること　70

**第⑤章 がんと抗がん剤**　　73
　夢の？　オプジーボ？？　102

**第⑥章 薬剤にも根治という概念がない**　　109

第 **7** 章　誰が治すのか　　　　　127

第 **8** 章　毎日の生活が大切　　　143

第 **9** 章　うんちのはなし　　　　159

第 **10** 章　病いと心　　　　　　　171

第 **11** 章　医師の尊厳　　　　　　197
　　　　今のわたしに至る話　219

第 **12** 章　新たな医療のビジョン　227

温泉カピバラ：温泉好きでネズミ年の私をイメージし友人が似顔絵にしてくれました

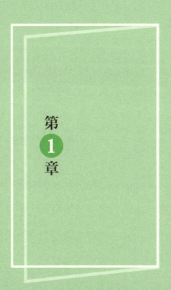

# 医学には
# 根治という概念がない

みなさんは、こんなふうに医者から言われたことはありませんか？

「加齢ですねー」（腰痛、膝痛）

「職業病ですねー」（主婦湿疹、腱鞘炎）

「ストレスですねー」

「経過を見てみましょう」

「原因はわかりません」

## これで**本当に満足**していますか？

医療現場ではなぜこのような対応になるのだろうか、知りたくはありませんか？

今処方されている薬は、本当に自分にとって必要なのだろうか？　副作用はどうなんだろうか？　と、心配になったことはありませんか？

第**1**章 医学には根治という概念がない

# 実は、

医者と皆さんでは

「治る」の意味が違う

### 医者：**症状**が消える

### 患者：**病気**が消える

　見た目に良くなれば医者は「治る」という言葉を使うのです。「風邪を風邪薬で治す」とか、「痛みを痛み止めで治す」というようにです。

―医者―

風邪を薬で治しましょう。
ほら鼻水止まって、熱も下がったから
もう治ったね！

―患者―

風邪のウイルスを撲滅した時点で
治るのですよね？

―医者―

痛み止めで痛みが消えたから
治ったね。

―患者―

痛みの根本的原因をなくしたら
治るのですよね？

　このように同じ「治る」という言葉を使いながら、認
識は違うのです。
　医学的権威にさらされ続けてきた皆さんが、医学を信

じきっていても不思議ではありませんけれど、現実にご自身やご家族が医療現場に直面されたとき、「あれ、なんかおかしくない？」という疑問を持たれる方も増えてきていると感じます。講演会で医療の実情やら裏事情を話していると、首を縦にブンブン振られる方をたくさん見かけるようになりました。

　医療への信頼が持てなくなったときに、医師免許を持つ者から現場の実情を聞くと腑に落ちるそうです。

　そんな私も医学こそが人々を健康にするのだという教育を叩き込まれて、それを信じていたので疑うことがありませんでした。けれど、実は……

# 医学でできることは
# 対処であって
# 治すことではなかった

それでは、

# 医学とはなんぞ？と問われれば……
# 病気への対処となります。

病気を暴れ犬とたとえると、

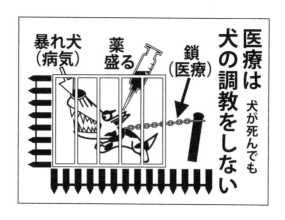

こうなります。

　例えば、高血圧という病気を例にとりますと、高い血圧（暴れ犬）に降圧剤（鎖）の処方しか医学ではできません。効果がなければ降圧剤を増やす（鎖をもう１本）、糖尿病を合併すれば血糖降下剤、肺炎になれば抗生物質を用いる(柵や檻を追加)ようなことです。そして、最終的に絵のような状態になって暴れ犬（病気）が外へ出なくなったので主治医は患者さんにこう言います。

第 **1** 章　医学には根治という概念がない

「治りましたね」と、
患者さんも、
「お陰様ですっかりよくなりました。ありが
とうございます」と……
これって病気が治ったのですか？
治ってませんよね？

それで終わりにしてしまって
よいのでしょうか？

　医学的治療を行い、もし合併症や副作用を発症したと
しても、もし患者さんが亡くなってしまったとしても、
医者はこう言います。
「仕方がありませんでした」とか、
「最善を尽くしましたが及びませんでした」

　私もかつて使ってきた便利な言葉です。
　医療現場では患者さんの死は敗北なのです。死なせた
くない。救いたい想いは強い。だから亡くなったときは、
歯が折れるくらい歯ぎしりをして、モニターなどを破壊
したくなるような自己への怒りと失望感に襲われます。

13

では、医療現場では何をして
いるかというと、こうなります。

内科的
## 対処しやすい事象

\*圧たかい➡下げる　降圧剤
\*糖たかい➡下げる　血糖降下剤
\*皮疹➡塗る　ステロイド
\*出ない➡出す　利尿剤
\*溜った➡出す　人工透析
\*難病➡……　免疫抑制剤・ステロイド

第 **1** 章 医学には根治という概念がない

外科的
## 対処しやすい事象

| | |
|---|---|
| *穴あいた➡塞ぐ | 心臓のパッチ手術 |
| *詰った➡広げる | ステント留置術 |
| *溜まった➡抜く | ドレーン留置術 |
| *折れた➡繋ぐ | 整復固定 |
| *破れた➡取り替える | 人工血管置換術 |
| *塊できた➡取り除く | 腫瘍摘出術 |

こうやって書くと間抜けな感じがしますね。
ところが医学用語にすると格好いい。

15

これらの医学用語を、あからさまに表現すると「下げる」「塗る」「出す」「塞ぐ」になりますが、それらの医療行為をもってしても、病気の根本を治したことにはなりませんでしょ？

　もちろん医学的対処が必要な場合は存分に現代医療を利用することをお勧めします。


　ともかく言えることは、

**医療**とは**自然治癒力**を**取り戻す**ための**補助に過ぎない**

ということです。


　ご自身が持つ治癒力を上回る病状に対して、医療で一時的にしのぐことは大変意味があります。一時しのぎが出来ている内に治癒力を高める努力を最大限に行うことこそが大切ですね。


足を捻挫して歩けないときの

松葉杖に意味があるように、

医療は必要最低限で活用しましょう。

第 **1** 章　医学には根治という概念がない

私が医者になるまでの話

　私が医師を目指したきっかけは、子ども時代に遡ります。怪我の絶えない子ども時代に、大変お世話になった近所の整形外科医がダンディーで憧れの的でした。自分もあんな格好いい医者になる！　と心に誓ったのを覚えています。その当時、小中高と一貫教育の私立へ通っておりましたが、小学校時代は勉強が大嫌いで成績不振を極め、何度も親は学校から呼び出しを受けていました。それを横目で眺めつつも勉強は嫌いなままでしたので、中学進学テストでも赤点となりました。学校から中学への進学はできないと告げられ、両親が上下座をしに行ったという話を聞かされました。

　見かねた両親が家庭教師を付け、塾にも通わされました。その甲斐あってか、少し成績は復旧。高校進学試験では合格ラインの下から３番目でギリギリセーフ。仲の良かった友人が全滅する中、金を積んだと陰口を叩かれました。

　高校に入ってからは塾の勉強が楽しくなり、学校の授業中に塾の宿題をする状態でした。成績は急上昇。模試でも私立医学部合格Ｂ判定が出るようになりました。

私の性格を見抜いた担任から「国公立受験禁止令」が出され、私立1本に。願書も10校は出して、片っ端から受験していきました。

　合格者が高校の壁に張り出されていくのですが、私が医学部に合格した情報が小学6年生の担任の耳に入り、わざわざ確認の電話が自宅へかかってきました。「裏口入学をしたのですか?」と。放校レベルの生徒が医学部に入るとはあり得ない、そう思ったようです。

　こんちくしょう! と思いました。じゃあ、2校以上合格すればぐうの音も出ないだろうと思い、受験を続けました。5校が終わった時点で2勝2敗1分となり、2校受かった安堵から一気に受験モードが萎え、残りは受けませんでした。

　医学部時代はそこそこの成績でしたが、卒業試験で引っかかります。自己採点で合格ラインに3点足りないのです。絶望的な気分となり、同級生にお別れの挨拶をして回っていました。ところが、不適当問題が複数発覚し、その問題が削除された結果、合格ラインを突破! なんて運がいいのでしょう。運でここまで来た感じです。

第 ❶ 章　医学には根治という概念がない

　なぜか国家試験は楽々合格。医師免許を手にして意気揚々としていました。２年間の研修期間を経て、消去法で脳神経外科を専攻することとなります。３年目になりますと色々と仕事を任されるようになり、自信もついているので「俺に任せておけ！」的な天狗時代でした。院内を歩くときも、白衣の裾をはためかせて廊下の真ん中を闊歩していました。

　手術をする度に、自分が患者さんを助けているのだという妙な実感に浸る毎日。医学が患者さんを救うのだと信じて疑っていませんでした。現代医学以外は偽物だとも思っていました。

　長年働いているうちに、ふと思いました。脳外科には脳卒中の患者さんが多く運ばれてきます。そのパターンは決まっていて、生活習慣病をフルセット持っているのです。生活習慣に気をつけたら脳卒中で運ばれる人は激減するのではないだろうかと。そうしたら、もっと楽な生活になるだろうと。しかし、その時はどうしたらよいかを全く知りませんでした。

19

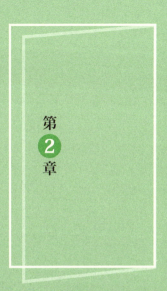

第2章

# 医学島という島がある

第 ❷ 章 医学島という島がある

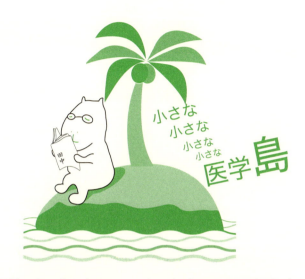

　医学の島に住む島民には、島の中だけで通じる概念があります。皆さんの概念とは異なるという認識が必要です。病院の医者の話を聞く場合は、独自の文化が育まれてきた小さな島で、島社会の話を聞きに行くのだと、思ってください。日本語が通じる外国人との異文化交流へ行くのだ、というような心持ちで臨んでみてください。

　例えば、この島では木をこすって火を起こします。皆さんは、マッチやライターで火をつければいいのにと思っても、火のおこし方を説明されます。

　こちらが他にも方法があると話しても「黙って従え！」

と言われるのです。困っちゃいますよね（・∩・）？
　でも、医学島の住民も同じように困っているのです。なぜなら、島以外の人間には話が通じないと感じているからです。
　だから、次の点が要注意です。

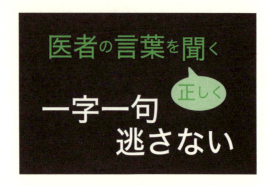

医者の言葉を聞く
正しく
一字一句
逃さない

一字一句ですよ。
一言もですよ。
例えば、
よくこんなこと
言われますけどね、

（わたしもしょっちゅう使いました）

## 「検査で異常ないから様子をみましょう」

様子なんかみに来ないでしょ？
電話で「お加減いかがですか？」とか、
「様子を伺いに来ましたけれど、お加減いかがですか？」
なんてされないでしょ？
これを正しく表現すると、こうなりますでしょ？

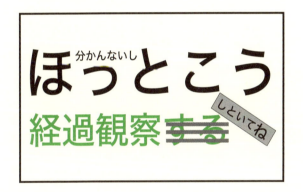

「様子を見る」「経過観察する」とは、いかにも主治医が見守ってくれている言葉ですが、していることは「放置」ですし、患者さんご自身が自分の様子をみるのですからね。

あと、これもよく使いました。

# 「何かあったら
# 来てください」

冷静にこのやり取りを見ると、無責任な感じですね。

・・・(￣O￣;)
あってからだと遅くない？

　まあ、そうなんですけどね、この状況でこの検査結果であれば、まぁ大丈夫だろうというときに、使う言葉です。本当に何かあったらビビります。

　この場合、患者側としては**「どうなったら再受診が必要なのか教えてください」**と確認しておきましょう。

第 ❷ 章 医学島という島がある

手術のときにはよくこのやり取りがありました。

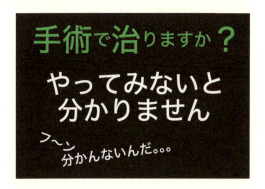

　こうして文字にしてみると、やはり無責任な感じがしますね。でも外科医としては、とても正直な気持ちです。なぜなら医療には絶対がありませんし、不測の事態が起こり得ます。

　何がおきるか分からないなりに、説明しなければなりません。

　癌が散らばっていたり、血管に絡みついていたら取れないだろうとか、目標を達成する前に大出血してしまうかもしれないとか、いろいろ予測できることはございますのでね。

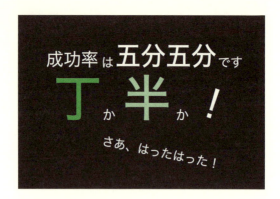

　眉間にしわ寄せて、低い声で「五分五分です」なんて真面目に言っていましたけれど、言い方を変えると丁か半かなんですよね。この五分五分は先行きが全く分らないときによく使います。やってみないと分からないよりは恰好がつく表現ですしね。でも手術の成功率は、丁か半か！　なんですよ〜♪なんて言われたら、丁か半かですか？　そんな手術は受けたくありません！

　そう主治医に告げたとしたら……
次はこうです。

第 ❷ 章 医学島という島がある

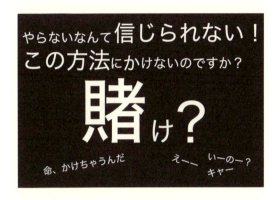

　そのまんま**命懸け**です。患者さんは主治医から

**「この手術法に賭けてみませんか！」**

なんて言われるとその気になります。
　賭けちゃっていいのかなぁ？　賭けの対象はご自身の命なのですけれど、本当に賭ける価値がある手術なのかを、しかと吟味しましょうね。

## 賭けの手術なんて、嫌ですよ！

　そうすると……
次はこうきます。

> # 万が一治るかも
>
> 9,999 はダメ！？      Σ( ￣ロ￣;)
>
> $$\frac{1}{10,000}$$

**万が一治るって・・・**
**10,000**
**のなかで**
**9,999**
**は死ぬ？**    ってこと？

　医者の説明に突っ込みを入れるだけ、どんどん成功の確率が落ちていきます。

　こうなると、もはや賭ける気がしませんね。ほとんど助からないのですね！

　もういいです！　となれば……
最後はこうです。

第❷章 医学島という島がある

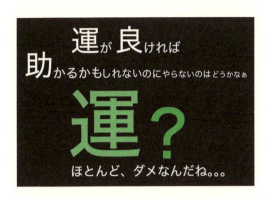

**はぁ？** ですよね。

　運を天に任せる医療は、果たして科学的な医療と言えるのだろうか？

　表現を変えてみますと、ビニール傘を１本渡されて、崖から飛び降りても、**運が良ければメアリーポピンズみたいに怪我もなく着地できるかもしれないよ！**　さぁ、飛ぼう！　って傘１本渡されて、飛びます？　悩みます？　でも医療や主治医を信じていると飛びますよね。

よ～く考えてくださいね。

全て先生にお任せします。

ヨッシャー、
お任せ
いただきました〜！

第 **2** 章　医学島という島がある

　ここで注意しなければいけないのは、「全て先生にお任せします」という言葉です。

　私もこれをよく言われました。素人の自分よりも専門家に全て任せた方が安心だという前提意識から、この言葉を発します。

　これを言われた医師の心理状態はどうかというと、心の中ではこんな感じ。

**ヨッシャー、お任せいただきました〜！**

　なんでそうなるかというと、全てを任されるわけですから訴訟の危険性の度合いが低くなるので嬉しいのですよ。逆に何も説明せずに「全て私にお任せを」という医者は、神の手の持ち主でもない限り、傲慢の無鉄砲者ですから危ないです。

　全てお任せするという状況を簡単に表しますと・・・

# まな板の鯉！

自分の身体を差し出したのと同じことなのです。

33

素晴らしい食材が手に入ったので、適当に調理してください と三つ星シェフに言うのは「あり」です。家を建てるなら大工さん、洋服を仕立てるのに仕立屋さんとか、各界の専門家にお任せすることはあります。

　しかし、医療における対象は自分自身です。あるいは大切な家族です。不確定要素のたくさんある医療において「全て、先生にお任せします」で良いのだろうか？立ち止まって考えて欲しいのです。

　不確定要素とは、料理が口に合わないとか、イメージした洋服や家が出来上がらないなど、思い通りにいかないことがあることを指しています。こんな筈ではなかったという不満を持つ患者さんは、医者との話し合いをトコトンしていなかったのではないでしょうか？

　麻酔から覚めてみたら人工物が身体に付いていて、もう取れませんと告げられ、「そんな話は聞いていない！」と言ったところで後の祭りです。

　医者と患者さんとの間にある感覚の違いは、思いのほか深いのです。

第 2 章　医学島という島がある

# 医者の興味＝病気
# 患者の興味＝人生

「お任せします」と言われても医者は決して手抜きをしないはずです。医師免許を持つ者は「患者さんを救いたい」と思っています。

　救える可能性がある限り、どんな激務にも耐えられます。決して諦めることはいたしません。

　ですから付け届けを頂いても、優遇をするとか特別扱いはしません。その点で医療は神聖な場です。私はそう信じています。

　しかし哀しいことに、他にも医者と患者さんの感覚の違いによる落とし穴みたいなものがございます。医療現場でよく使う「治療」とか「治しましょう」という言葉に気をつけてくださいね。

## むかしむかしの製薬会社との関係

　私が医者になった頃の古いお話です。大学の医局前の廊下には、たくさんの製薬会社の営業マンが並んでいました。さまざまな文房具やキャラクターグッズをくれますし、満面の笑顔で「なんでもお申し付け下さい」と言うのです。新社会人としての医者は全くの世間知らずなので、とても親切に接してくる営業マンは「なんていい人なのだ」と思っていました。

　個人的には行けないような高級料亭で食事をしたり、高級なお弁当を食べながらの薬剤説明会が頻繁に開催されていました。帰りはタクシーチケットで自宅前まで帰れました。主催会社によっては営業マンが全力疾走で3000cc以上の黒塗りタクシーだけを無理矢理捕まえて目の前に用意します。お土産まで頂き、製薬会社の説明会は至れり尽くせりだったのです。そうそう食べられないようなお店に連れて行かれ、あまりの美味しさに感動し、また行きましょうと誘われ、毎日顔を合わせていると情も移ります。やがてそれは日常となり、当たり前の生活となっていきます。

　気が合う営業マンからは、個人的に食事に誘われるよ

第2章 医学島という島がある

うになります。会食を重ねるほどに、その会社の薬剤を「使わなければ！」ではなく、「使ってあげよう♪」となっていくのでした。まったくの世間知らずですから、営業マンに人として好かれたのか、単なる鴨なのかを判断することはできませんでした。

　すると、してもらって当たり前から、ますます傲慢になっていきます。相手の弱い立場を利用して（利用されて？）、欲しいものを買ってきて貰うなどの個人的な頼み事は日常茶飯事になります。先輩の中には、引っ越しを手伝わせたという話も聞きました。愛人の別れ話に手切れ金を持たせた営業マンを行かせ、代わりに往復ビンタを食らってきたという話も聞きました（嘘か本当かは知りません）。

　医者も人間、受けた恩を無視することはできません。このようにして、卒業したての初心な医者は営業マンの手の上で転がされていくのです。接待費は法的に制約がかかっては来ましたが、あの異様とも言える腰の低さは今も健在です。

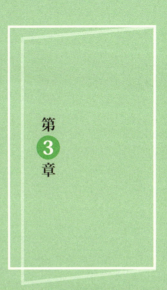

第3章

医者は選んでいいんです

## わたし（田中）と相談者のある会話

患者「主治医と折り合いが悪くて困っているんですよ」

田中「そんなの、**主治医を変えれば済むこと**でしょ」

患者「えっ！？　変えていいんですか？」

田中「**いいに決まってるでしょ**、そんなの」

患者「どうするんですか？」

田中「大きい病院なら受診する曜日を変えれば医者は変わるでしょ」

患者「ばれませんか？」

田中「ばれてもいいんです。都合で〇曜日しか来られなくなったので、今日からお願いしますって言えば問題ないです」

患者「おー、それでいいんですね！」

田中「それでも気に入らなければ、同じことをまたやればいい。その病院でみつからなければ**病院を変えれば**いいのです」

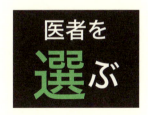

良い医者の条件とは…

自分を見て観て診て

くれているか？

第 **3** 章　医者は選んでいいんです

　ところが、医者はずっとパソコンに向かい続けていて身体に触れるどころか目も合わせてくれないと文句を言う患者さんの多いこと多いこと。

　再診に至っては３時間待って

「お変わりないですか？」
「はい」
「では同じ薬を出しておきますので
また来月」

という５秒診療だったりもします。
　入院が必要になると、主治医から一方的に医療のレールに乗せられてしまう感じで、患者さん自身が考える余地も与えられないことは多いです。よほどの緊急事態でなければ一度家に帰り、家族会議を開いて検討させて下さいと申し出て、頭を冷やす時間を作りましょう。

　どうして医者が医療のレールに乗せようとするのかと言いますとですね、

43

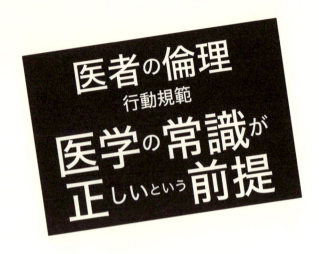

があるからなんです。

ともかく「現代医学は正しい」というのが前提なんです。

ですから、医者の胸の内はこんな感じです。

・医学を学んだ自分は正しい。
・医学だけが病いを治す。
・医学以外に真理は存在しない、だから医学以外は全て偽物である。
・医者の言うことを聞かない患者とは関わりたくない。
・今ある症状への対処が最重要課題なのだ。

第 3 章 医者は選んでいいんです

　これらが態度に現れる医者には、少なからず出会うと思います。患者さんは、恐くて質問もできません。

　私も昔はそんな自己中心的な傲慢医者でした。
その頃に嫌な思いをさせた皆さまへ、

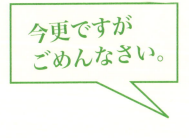
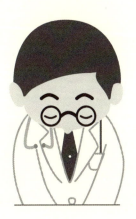

# 「どうしてそうなっちゃうの？」

って、よく聞かれます。

　理由の１つ目は、医者は常に訴訟に怯えているからです。患者さんの為を考えたくても、医学島の掟である通称「ガイドライン」から外れた医療を行って、もし患者さんに健康被害が及んだ場合、医者が司法に裁かれる可能性が高いからです。

　自分が行った医療行為が正しいか否かは問題ではありません。医療行為の過程と結果が優先されます。故に、医者はこの掟から外れようとはしなくなります。患者さんへの病状説明をする際には、どうしたら訴訟を免れるかを常に考えてしまいます（外科系の医者の特性かな？）。

　２つ目は、病院経営との絡みです。例えば、保健診療から外れることは出来ません。外れると病院の損失に繋がるからです。有意義な検査や治療薬があっても、保険適応外だと行えません。それを自費で行うことは、混合診療となり、まだ今の日本では禁じられています。ですから、事実上保険診療の範囲でしか医療ができない場合が多いのです。これが医師としてはけっこうなジレンマで、大きなストレスになっています。

第3章 医者は選んでいいんです

　3つ目は、診療報酬のチェックと、整合性を説明する文書作成です。整合性とは、行った検査や治療薬が、記載されている病名と合っているかを全てチェックすることです。これが毎月あって、山積みの書類と格闘しなければならないのです。

　ぶっちゃけ保険診療は国が決めた医療の値段です。それは現場の実情に合っているとは言えません。しかも、行った医療行為は必ず査定されてしまいます。お金をもらうために整合性の説明文を必死に書きながら、「やってらんねえよ、こんなもん！」って、私は思っていました。

　4つ目は、勤務医に限定されるかもしれませんが、医療行為以外に多くの時間を取られることです。病院には色々な委員会が設定され、招集されます。「君は○○委員会のメンバーになったから」と勝手に指名されたり、いつの間にかメンバーに加えられたりしました。感染症対策委員会のように重要な委員会もありましたが、中には学校の風紀委員（全職員の身だしなみチェックなど）のような委員会もありました。「それって、俺ら（医者）のやることなの！？」と、本当に面倒くさくて、憂鬱で仕方ありませんでした。

　5つ目は、患者さんの為には必要なことなのですが、

47

診断書や申請書などの書類作成に取られる時間も多くてかなりの負担でした。「○○さんの書類の催促が来ましたが、いつ書いていただけますか？　お急ぎのようなのですが」という電話がよくかかってきたものです。

　このように、まいどまいど医師免許を賭けて仕事は出来ませんし、病院の赤字に貢献も出来ません。雑務にも追われ、ひとりひとりの患者さんとじっくり向き合うための時間が持てないのです。心に余裕がないので、傲慢で自己中心的な態度に見えてしまうとも言えます。

　こうしてみると、医者の可哀想な部分も観えてきますでしょう。なのに、医者は金持ち、医は算術、患者で儲けてるって言われたりしています。
　人の命を預かって、徹夜の手術して、家にも帰れなかったり。休日もいつ呼び出されるか分からない緊張があって、毎日が血反吐を吐くような仕事なのに。病人の痛みや苦しみに向き合うって、そんな簡単なことじゃないんですよ。その割りに給料だって安いくらいですよ。
　つい脳外科の話になるけど、自分の一挙手一投足、一瞬の出来事で患者さんが死ぬかもしれない、後遺症を残

第3章 医者は選んでいいんです

すかもしれないっていうド緊張状態で手術をしてるんですよ。命綱なしの綱渡りを毎回しているようなものなんです。それでいて、成功して当たり前の世界でしょ？

　ちょっとでも問題が起これば、やれ医療ミスだって社会は責めようとする。どんな想いで手術をしているか、どんな想いで命に向き合っているのか、それを知らずに金儲けだと言われると、実に腹が立つ！

　確かにね、いろんな医者がいるのは知ってますけど、死ぬ気で命張って頑張ってる医者までを一括りで語るのはやめてください。

「大変なんですね」って認めて欲しいけど、言えないでいる医者は多いんじゃないかな。私はその大変さを誰かに認めて欲しかったけど、プライドが高くて言えなかったから、酒飲んで看護師と居酒屋で愚痴ったりしてました。苦労の割りに報われないって感じてました。

　はぁ〜　(´д｀Ⅲ)

　あ、し、失礼いたしました。つい興奮しちゃって。病気の根本解決ができない矛盾の中で、医療技術を駆使して精一杯の努力をしていることを、頭の隅に置いていただければ幸いです。

49

## このままでいいのか悩んだ私

　ある日、私に人生の転機が訪れました。後輩が担当だった意識不明で寝たきりの患者さんが肺炎となり、100％酸素吸入でも酸素が血液に入っていかないほど重症化していました。胸部X線では本来の肺が写らないほど全体がまっ白（極度の肺炎所見）でした。使える抗生剤は使い切り、菌交代現象から薬剤耐性菌のみとなり、医学的には為す術がありませんでした。経験的にも死亡率が100％である確信を持っていました。

　重度の呼吸不全で、あと一週間くらいだろうと家族に告げました。それを聞いた家族が「どうせ駄目なのであれば、これを飲ませて欲しい」と某健康飲料を持ってきたのです。後輩は「家族から飲ませて欲しいと言われて受け取りましたが、どうしましょう。こんな水で病気が治ったら医者は要りませんよね」と私に判断を仰ぎましたので、私は「そうだね、あり得ないね。でも、どうせ駄目なのだから、家族の希望を叶えてあげていいのでは？」と答えました。後輩も「そうですね」ということで、看護師さんに頼み、NGチューブ（鼻から胃へ留置した管）から少しずつ入れてもらいました。

第**3**章 医者は選んでいいんです

　するとその日の晩から、まるで水を全身にかけたかの
ようにビショビショになるほど、汗がその患者さんから
噴き出してきました。額の汗を拭って観察していると、
汗の水滴がみるみる湧いてくるのが見えました。本当に
これは汗だったのだと改めて驚きました。

　発汗が起これば解熱に向かいます。熱が下がると共に
呼吸状態が徐々に安定化しました。酸素濃度を下げても
血液中の酸素は充分な状態になっていました。呼吸不全
で死ぬ雰囲気が感じられないので、胸部 X 線撮影を行っ
たところ肺炎像が９割消えていたのです。レントゲン室
へ電話して「違う人を撮影したのでは？」と確認しまし
たが本人でした。あり得ないと思いました。それは主治
医の後輩も同様で、「医者は本当に要らなかったな」と
顔を見合わせました。健康飲料を入れてから４日後のこ
とでした。

　死を確信していた呼吸不全の重度肺炎を、たった４日
で謎の健康飲料に治されてしまったのです。衝撃的でし
た。あり得ないで済ますことができないレベルです。

　なぜだ、何が治したのだ？　どんなに考えても結論は

51

ひとつしかありませんでした。自身が持つ自然治癒力の発揮です。

　その後も色々考えましたが、もしかすると医療は患者さんの自然治癒力の発揮を削いでいるのではないかと思えたのです。それからの私は、医療行為を必要最小限として、患者さんの状態変化を重視しました。具体的には、発熱しても解熱剤は直ぐに使わないとか、抗生物質の使用期間を短縮していくなど、体の負担になるであろう薬剤を減らしていきました。せっかちな医者には我慢の日々です。それに業を煮やした看護師から「何もしてくれない医者」というレッテルが貼られ、あいさつは返ってこない、指示書は無視されるなどの意地悪をされました。それでもめげず、医療行為よりも見守り観察することを続けた結果、以前よりも状態が早く良くなる患者さんが続出したのです。ああ、やはり医療行為をやり過ぎて治癒力を削いでいたのだと実感したのです。そばに付いている看護師も納得してくれて、それから意地悪はなくなりました。

　その後は、どうしたら自然治癒力を高められるのかを

第 **3** 章　医者は選んでいいんです

勉強しました。勉強すればするほどに、現代医療に対する疑問や不信感が強まりました。そうなると、自分のやっている仕事に自信が持てなくなり、やるべきことは他にあるという、精神的な歪みが増していきました。家族の生活を思うと踏み切れないが、病院勤務を辞めて他の仕事がしたい。悶々と日々の診療をこなしていた頃、医療崩壊が起こります。

　医師の退職により、３名の脳外科医が全ての業務を行う事態になりました。外来、病棟、救急、手術、当直と自転車操業が続きます。３日に一度は当直ですが、当直時には殆ど眠ることはできません。翌日は通常業務なので30時間越えの勤務は当たり前。苦痛に悶える中、なぜ他の２人の医師は平気なのか不思議で仕方ありませんでした。

　肉体的な苦痛の連続と、やりたい仕事は他にあるのに辞められない葛藤は、徐々に心を蝕んでいきました。電車のシートから立ち上がるときに目眩を感じると、「よし！　そのまま倒れろ！　救急搬送されて緊急入院だ！　あれ、倒れない。なんでオレ、倒れない！　倒れてよ、もう、

53

なんで倒れないの……」と、丈夫に生んだ母を呪いました。

　駅のホームに立っては「ああ、あと一歩で楽になる」と思って電車を見ていました。あの頃は家族に保険金を残して死ぬことばかり考えていました。しかし、人に迷惑をかけずに死ぬ方法をいくら模索しても見つからなかったのです。しかたなく、積極的に死ぬことは諦め、過労死するまで働こうと思っていました。

　その頃、私は軽度のうつ状態とパニック障害を発症します。病院のドアが見えるだけで激しい吐き気と動悸、目眩、寒気に襲われ、動けなくなりました。呼び出されるまで部屋でじっとしていますが、呼ばれてもヨロヨロで仕事になりませんでした。

　眠りは浅く、夜中に覚醒すると不安発作に襲われ、軽い安定剤と睡眠導入剤を連用しました。睡眠不足と薬のせいで、ヘロヘロのまま職場へ行く日々が続きます。医者が３人しかいないのに、全く仕事にならない自分の存在が罪悪感を生み、自責の念に駆られ、更に自分の心を追いつめていきました。

　あの頃の自分は極度の視野狭窄に陥っており、過労死

第 **3** 章 医者は選んでいいんです

か、退職して路頭に迷うかの二者択一だったのです。

医師免許があれば働き口があるのに、それに気づきませんでした。紆余曲折を経て退職を決意し、現代医療の元を去りました。その後、後輩のクリニックへ居候させてもらいましたが、彼らにも多大な迷惑をかけながら細々と暮らしていました。

そんな時に講演会をやらないかとのお話を頂き、現在に至る講演活動が始まったのです。長年の講演活動により、内容は洗練されてきました。誰にでも分かりやすいスライド作りと例えを使うスタイルを確立しました。真似のできない講演という評価を頂くことは、喋る者としては嬉しいことです。実に楽しい、充実した日々に感謝しております。本当に、死ななくてよかったと感じています。

月日と共に伝えたい情報が増え、講演時間が足りなくなってきました。ブログでも情報発信を続けてきました。インタビュー記事にも答えました。雑誌のコラムも書きました。FM ラジオや Skype ラジオにも出演しました。映画「蘇生」にも出演しました。

しかし、思ったほど目に見える効果が出ていませんでした。講演会を聞いた程度では、患者さんの意識の改革は起こりません。ましてや、生活の改善にも至りません。

　困惑している患者さんが笑顔を取り戻すためには、患者さんひとりひとりに向きあう時間が足りないのです。ですから、この先はじっくりと時間をかけた「合宿」をもっと増やしていきたいと思っています。


　病気とは、症状とは、健康とはなんなのか。医療とはどんなもので、どこまで信じるに値するものなのか。自分の検査データをどう捉えたらよいのか。主治医の言うことはどこまで耳を傾けるべきなのか。自分の想いと主治医の考えに隔たりがあったらどうしたらよいのか。この先に、どんな選択肢があるのか。身体の仕組みとはどのようなものなのか。自然治癒力をどう上げていくのか。生きること、死ぬことがどういうものなのかなど、わたしが今まで培ってきたものを余すところなくお伝えしていきたいという想いに至りました。

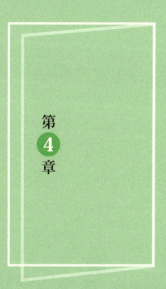

第4章

医療でなにを得るのか

第**4**章　医療でなにを得るのか

医者が、医療を行う際に大切なことは、

## 患者さんの最優先事項である

## 幸せと
## 生活の質

を考えているかどうかです。

　たいていの場合、医者が中心に据えているのは「病気」なので、病気をなんとかするために合併症や生活の質の低下は「仕方ない」とあっさり切り捨てます。この「生活の質：QOL（Quality of Life）」こそが患者さんの人生とも言えるのに……

　例えば、大腸癌の術後に麻酔から覚めたらお腹に人工肛門が付いていました。「聞いてないよ！」と言う患者さんに対して、医者は「仕方なかった」と答えます。

59

人工肛門（ストーマ）というと聞こえはいいですが、お腹に空けた穴にビニールパックを装着して、便意なく大便が溜まる状況です。オナラも溜まるのでパックが膨らみます。皮膚がかぶれたり、パッキングが緩んで隙間から漏れたり、混雑した電車で押されたら破裂するかもしれない状況を想像してみてください。怖いですよね。

　ですから出かけるのが嫌になります。管理が大変なのでストーマ・ケア専任看護師がいるほどです。ストーマを付けるなら死んだ方がましだと思う人もいるくらいです。しかし医学では必要な処置なので「仕方がない」のです。

　あるいは胃癌で胃全摘をした場合はどうなるかというと、食べ物を溜める場所がありませんので腸へ食べ物が大量に流れ込み、下痢を引き起こします（ダンピング症候群）。一回の食事量を減らし食事回数を増やして、ゆっくり食事をしなければいけません。

　脳は食べたいのに食べれば下痢なので、食事が苦痛になります。家族だんらんの食事も外食も困難となり、下痢の上に食事量も減るので痩せていきます。

　やがて、身体がある程度適応していきますが、衰弱して合併症死する方もおられます。胃全摘とは、胃を失う

第**4**章 医療でなにを得るのか

だけではなく、体重や生き甲斐などたくさんの普通の生活を失います。これも医療では「仕方がない」のです。

　患者さんの中心は「人生」ですから、主治医と患者さんの間でお互いの中心を「人生」に集約させる作業が必要になるのです。**こ・れ・が**、大変でして、医者が歩み寄ろうとしないことが少なくありません。指示に従わない患者には、「出ていって構いません」とか言う医者は選ぶ価値があるんでしょうか？　ホイホイ病院を変わることも大変ですし、次の医者が良いかどうか分かりませんから患者さんのご苦労をお察しします。できるだけ今の主治医との関係性を良好にすることが大切ですね。

　そう「仕方がない」と同じくらいよく使われる言葉に「大丈夫」があります。一般的に医者の口から「大丈夫ですよ！」と言われると安心します。ところが命に関わる場合（手術や抗がん剤を使う時）には解釈の注意が必要です。

　例えば、大腸の手術を受けた際に虫垂を切除されました。医者は言います。「大丈夫ですよ」と。胃の手術の際に胆嚢を切除されても「大丈夫ですよ」と。

61

医者としては「これで虫垂炎にならずに済みますね」「これで胆嚢癌にならずに済みますね」という善意の行為です。ネズミを捕った猫が飼い主に獲物を見せに来るように喜んで話します。だから無断でやることもありますので、術前に**「取らなくてよい臓器は残して下さい」**と明言しておきませんと「善意」で取られちゃいます。

　因みに私は取り除いてよい臓器はないと思っています。この「大丈夫ですよ」の後ろにはですね、「なくても死なないからね」がサイレントでくっついていると思った方がいいです。試しにくっつけてみてください。「胆嚢を取っても大丈夫ですよ、なくても死なないから」

　本当に医学島の思考回路は島の外とは異なることが多いですね。あとよくある勘違いですけれど、患者さんに寄り添うということは単に態度が優しいことではなく、どれだけ患者さんの声に耳を傾けているかです。そして患者さんの希望を可能な限り聴いてくれるかです。

　ある高齢女性の話ですが、難病の診断で入院しました。人当たりが良くて笑顔の可愛い優しい主治医でした。入

院当初に処方された薬剤（ステロイド）の説明で、主治医は「安定したら薬剤を徐々に減らして中止します」と明言しました。

退院後、家族の協力や訪問介護などで日常生活に支障はなくなりました。ところが、状態が安定しているにもかかわらず、投薬量は減りませんでした。

そこで主治医へ「状態が安定して調子が良いので減薬してください」と頼んでもニコニコ笑って減らしてくれません。既に副作用が出ていたので早く中止したいという家族の願いを込めてお手紙を書きました。

「もし減薬によって具合が悪くなったとしても、先生の責任ではなく、こちらの責任ですから」と。それでも何一つ説明もなく笑って誤魔化し減薬をしてくれませんでした。

要するにその主治医は患者さんに

# 寄り添うことができない。

ということです。

これ以上薬剤の副作用を出したくはない、という家族の不安な気持ちは無視されています。副作用よりも病気の管理に重きが置かれてしまっている。

　今度減らしてくれなかったら直接何度でも何時でも電話しますと伝えたところ、やっと減薬されました。

「なんだ、できるじゃないか」

しつこく言われたら減らせるということです。

**本当に必要なら絶対に減らしませんからね。**

ということで、皆さんが医療を受ける際に必要なことをお知らせします。主治医は検査結果をもとに治療方針を提示します。そのとき是非、気をつけていただきたいことは、**説明と方針に納得できてホッとするのか**です。

---

# 主治医への質問
# 遠慮は要らない

だって、人生がかかっているもの

第 **4** 章　医療でなにを得るのか

## 手術を受けるときの
## ―確認事項―

① 受ける必要があるのか、ないのか。

② 受けるなら今なのか、まだ待てるのか。

③ 待てるなら、どれくらいか。

④ 何があったら、待てないのか。

⑤ 受けるときと、受けないときの違いは何か。

⑥ 受けなかったときの問題点は何か。

⑦ リスクは何か。

⑧ 何をもって成功と言うのか。

⑨ 生活の質を落とすことがあるのか、
　それはどのようなことか。

⑩ 本当に選択肢は他にないのか。

> こういったことが明確になれば
> 判断の精度はあがります。

そして、

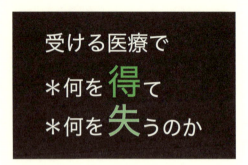

身体と生活から何が失われるのか。失うことによって何が得られるのか。そのリストを眺めながら、自分にとって何が最も幸せなのかを考えてみましょう。幸せの基準は自分でしか決められません。だからこそ、

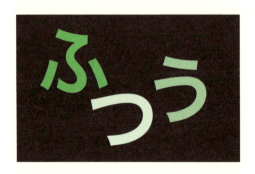

に考えるって大切ですよね〜。

第 **4** 章 医療でなにを得るのか

「**普通**」という概念は非常に抽象的ですので既成概念と分けるために敢えてひらがなで「**ふつう**」と書いています。

医学の中の常識や社会規範、秩序に照らし合わせてどうなのかではなく、飢餓や感染症、怪我などから生き延びてきた「**生きもの**」としての生命力を基準とした「**ふつう**」から考えてみましょう。

患者さんが、医師と同じ知識を持つことは叶わないのですから、分からないことは専門家に意見を求めましょう。その為の専門家ですからね。

　手術を受けるか受けないかは、家を買うことより重大な決断です。家を買う時、なんとなく買うことはしないでしょう？　家の向きとか、基礎の具合とか、建材の種類とか、間取りとか、周囲の環境とかいろいろ吟味して決定するように、自分の人生をよく吟味して医療を受けてくださいネ。

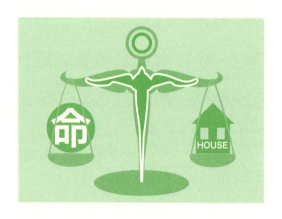

第4章 医療でなにを得るのか

## ともかく

判断基準の**根本**は
**自分**の
**人生**

ですからね。

誰がなんと言おうとも、
自分の人生を一番に考えて
幸せなイメージができるかどうかを
判断の基準にしましょう。

## 私がクリニックでしていること

　今私がクリニックでしていることは、よろず相談です。普段、講演会に出かけていることが多いため、診察日数は少ないのですが、ネットで私を見つけて遠くから足を運んでくれる人もいますので、どんな方にも正直に思ったことをお伝えしています。

　患者さんが風邪を治したいと来られた場合、私が、「残念ながら、現代医学では不可能です」と答えますと多くの方が固まります。

　そして、「実は、風邪を治せるのは貴方だけなのです」というと、もう、石になります。

　それから、「風邪を治す薬剤もこの世にはありませんが、もし接客などで鼻汁や咳を止めなければならない事情があるならば風邪薬をお出ししますよ。どうしますか？」というように何事も患者さん本人に決めていただいています。

　患者さんが、不眠を訴えて来られた場合にも睡眠導入剤を安易に処方したりはしません。

「なぜ眠れないのでしょうねぇ？　眠れない原因はなんですか？」など、いろいろ聞いていきます。

第 4 章　医療でなにを得るのか

　自分で原因に気づくことは少なくありません。

「その原因は睡眠導入剤で解消できますか？」と問えば、

「できませんね……」という返事が返ってきます。

　結局ご自身で解決策を見いだし、薬をもらわずに帰っ

ていく方がおられるのです。

　どうしても薬が必要だと言う方には処方します。


　がんの患者さんの電話による相談を受けることがあり

ます。その際には、身体の仕組みや自然治癒力の上げか

たを、主に説明します。

　患者さんは、私との会話により、自分に欠けていた何

かを自ら見いだしていきます。


　生きる方向性が見えれば希望の光が灯ります。

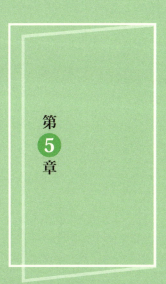

第5章

がんと抗がん剤

第 5 章　がんと抗がん剤

　医学において「治癒」という概念が存在しないのが「がん」です。医学では「がん」は治らないことが前提です。最高で「完全寛解→限りなく正常に近い状態を維持していること」ですが、治癒ではないので常に再発の懸念は残ります。よく使われる用語に翻訳を書き添えますとこうなります。

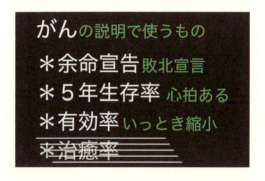

　医学における余命宣告とは、例えば余命半年なら、「あと半年ほど生きられると思いますよ」という告知です。それは、医学的には為す術がなく、病気の進行具合から判断すると半年ぐらいで亡くなる見込みという医者の敗北宣言です。

　外科的に取りきれない時点で既に敗北は決定的なのですが、手持ちの手段が三大療法（手術療法、化学〈薬物〉

療法、放射線療法の三種類）しかないので医者としては
どれかを実行する他はないのです。

　この三大療法ではどうにもならないことが多く、医者
の心の中には虚しい思いもあります。そんなわけで、中
には邪険な態度や投げやりな態度を見せる医者もいるの
ですョ。

　5年生存率とは、「5年後に心臓の動いている人が何
人います」という意味です。どんな状態であれ、心拍さ
えあれば「生存」なのです。医学的評価には、人生を元
気に楽しく暮らしているかどうかは加味されません。


　あと、抗がん剤の有効率。これも「有効率＝がんの治
癒率」とよく誤解されます。

　有効の判定基準は「腫瘍縮小＋大きさ不変」の比率
に過ぎません。その評価期間は4週間。5週目に死亡し
ようが再増大しようが、その抗がん剤は既に「有効」な
のです。そしてその有効率の平均がたったの15％前後
しかない。残りは無効、85％は悪化する評価です。な
ぜ4週間の評価なのか？　もし3カ月にすると薬剤と
しての有効性を評価できないからでしょうか？

第 5 章　がんと抗がん剤

「治そう」とか「治癒」という言葉を使う医者には、
次の確認をしておいてくださいね。

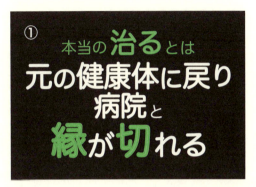

ということですか？

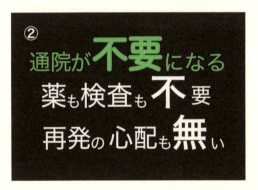

ということですか？

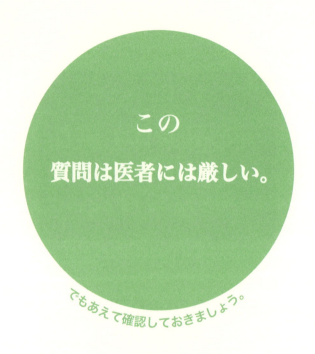

①と②の質問に対して
「今の医学では治せないことを言わねばならない」
「改めて敗北を認めなければならない」
という医者の本音を引き出しやすくなるでしょう。

第 **5** 章　がんと抗がん剤

次に、医者はよくこんな質問をします。

## 「抗がん剤どうしますか？」

こう言われますとね、
皆さん真面目に家へ持ち帰ってですね、
一族郎党を集めて、
真剣に相談します。
いいですか？
この言葉を聞いたとき
冷静にこう思ってください。

## 「そんな重要な事を、
## 素人に決めさせるな！」

アホッ！

主治医が「抗がん剤どうしますか？」と聞く背景は、こういうことかもしれません。

「医学的には、どちらでもいいので

好きに決めてもらっても

全然構わないんですよ」

ようするに医者は、どうやっても結果が変わらないことを知っている。

# 凄いですね。

だって、効果があるなら素人に決めさせるはずがないじゃないですか？　おかしいでしょ、この質問。

第 **5** 章　がんと抗がん剤

　高血圧の時に使う降圧剤を例に取ってみたら良くわかります。血圧が 180mmHg を常に超えているとします。
　さて、

## 降圧剤どうしますか？

とは、
聞きませんね。
対処できることを知っているから。

## 必ず勧めますよ。

**対処できること**
に対しては

「勧める」「強要する」し、


**対処できないこと**
に対しては

「決めて下さい」
「どうしますか？」
「好きにしていいですよ」


となるのです。

第 **5** 章　がんと抗がん剤

## 1分で分る抗がん剤

抗がん剤の目的は？

> がん細胞の分裂阻止です。

分裂阻止とはがん細胞のみ？

> いいえ正常細胞もです。

ということは、全身の細胞分裂の阻止！？

> その通りです。新陳代謝の阻止ですね。

すなわち？

> 生きることを阻止します。

# で、健康になりたい？

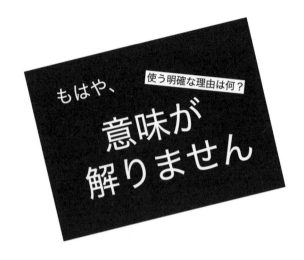

　とても単純なことなのですが、医者に従わなければこの世の終わりと思っている患者さんは、主治医に意見したり、断ることができなくなります。このことは、私が通常医療を行っているときには殆ど分からなかったことなのです。医学島を出てたくさんの患者さんに会って、話を聞いてみて、ようやく言いたいことが言えない患者さんの気持ちが、実感として分かってきたところです。

　ですから、医療現場のお医者さんは、患者さんの気持ちを汲むことが難しいと思った方がいいのかもしれません。

この様な説明で抗がん剤をアピールする医者もいます。

# 抗がん剤を しないと死ぬ。 すると5年後20%助かる。

　これを言われた患者さんはどう思うかというと、5年後に20%が元気に過ごす人がいると勝手に思い込むのです。「20%助かる」には、「ああ、5人に4人はだめ」ではなく、「5人に1人は助かって、元気ハツラツなんだ！　そして、それは私なのだ！」となるので気をつけましょう。正確な解釈はこうなります。

# 抗がん剤を しても

そこに私は、入るの？

心臓が、
動いている人が、
10人のうち2人、
いるんですよ。

第 5 章 がんと抗がん剤

　当たる確率は 5 分の 1 であり、5 分の 4 は、見込みよりも早く死ぬと言われているのですから、やはり使うのであれば吟味が必要です。これを簡単にするとこうなりますでしょ？

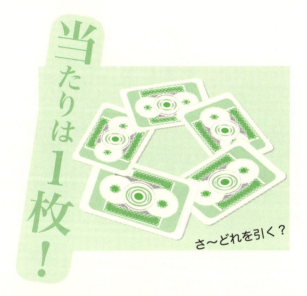

### やります？　これ？
この中に当たりは 1 枚しかないと思うと、こわくて引けません。しかも、その当たりが本当の幸せなのかも分かりません。

「助かる」という解釈を患者側に誤解させてまで抗がん剤を受けさせようとする姿勢はどうなのかなァ……

それこそ、

# 命賭け

なのです。

あとですね、手術で癌を全摘して、転移のないことが分かっているにもかかわらず「念のために予防的な抗がん剤を使いましょう」と言われることがとても多いのです。

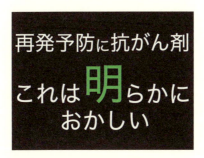

今では、健常人の体内にも毎日５千から１万個のがん細胞が発生していることは、周知となりました。がん発生の予防に抗がん剤を使うというのであれば、こんなことを主治医に聞いてみましょう。

先生は
がん予防の目的で
**抗がん剤を**
飲んでますか？

「飲むわけないだろう！」
って、きっと怒ります。
もっと言うと、抗がん剤の内服で発がんを防げるならば、2～3人に1人はがんを発症する時代なのですから、全国民に抗がん剤を配布した方がいいですよね？
できますか？
無理ですよね？
きっと死人が増えますよね？

　医療は凄いという幻想を外して、ものごとをもっと「ふつう」に考えるようにしましょう。

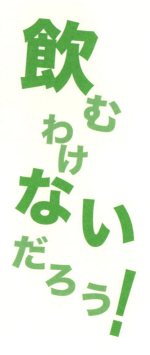

第 5 章　がんと抗がん剤

抗がん剤を受けたくない人の

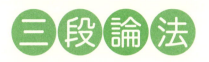

順番に主治医へ質問してみましょう。

1. がん細胞に対して最も重要なことは免疫力で間違いないですか？
Yes！

2. 抗がん剤は免疫力を落とすという認識で間違いないですか？
Yes！！

3. では、抗がん剤で免疫力を落とせば、再発を促すことになりますね？
Ye…あっ！

詰みましたね。ここで、Yes とは言えません。

医療で行われる三大療法 ( 手術・放射線・薬剤 ) ですが、どの順番でいつ出すかを、医者は常に考えております。あっ、この「三大」という言葉に惑わされないでくださいね。日本三大名泉 ( 草津温泉・下呂温泉・有馬温泉 ) というと、星の数ほどある温泉場の中から選ばれた３つです。

医学での三大療法は、

# 三つしかない

のです。

状況によっては手術できないこともございますね。そうなりますと対処方法は二大療法

# たった二つの療法

となります。

第 **5** 章　がんと抗がん剤

　まぁ、ともかくですね、医者にはこの質問を繰り返してみてください。

それで、私のがんは

# 治りますか？

　この状況下でこう聞かれたら、もはやハイと答えることは不可能です。もし、ハイと答えた医者がいたら嘘つきでしょう。

　これを基本として、素朴に質問を繰り返すと、こんな問答になるでしょうか。

Q) それで、私のがんは治りますか？
A) 治すのは困難です。

Q) 治せないのであれば、目的はなんですか？
A) がんを小さくします。

93

Q) 小さくしただけなら、また大きくなりますよね？
　　延命ということですか？

A) そういう風に受け止めていただいてけっこうです。


Q) その延命期間は、どれくらい延びるのですか？

A) 恐らく○○ヶ月かと。


Q) その延命期間は、元気ハツラツで生活に支障はない
　　と？

A) それは……やってみないと分かりません。


例のパターンに入っていきます。


Q) それが分からないと、治療を受けるべきかの判断が
　　つきません。

A) よくなる可能性に賭けないのですか？


Q)「良くなる」とは、病院と縁が切れて健康体に戻る
　　という意味ですか？

A) それは違います……

第**5**章　がんと抗がん剤

# 「元の健康体に戻れるのか？」

という基本から外れずに質問を繰り返せば必ず返答不能になるでしょう。

正にぐうの音も出ません。そこまで来ないと主治医との本音トークは始まりません。

抗がん剤の副作用として、髪の毛が抜ける、食欲が減る、吐き気が出る、免疫が落ちるという説明をします。

前に書いたとおり、抗がん剤の目的は**細胞分裂阻止**なので、全身の細胞に影響が出ます。毛母細胞の分裂が阻止されたら脱毛になり、胃腸の粘膜の分裂が阻止されたら消化吸収できずに食欲が落ちてしまいます。

これらを副作用といいますが、実はがんに作用することだけを主作用として、それ以外の作用を副作用と呼んでいるに過ぎません。

世の中にある代替療法は経絡の刺激、エネルギーの付与、ヒーリング、波動、排毒、断食などいろいろございます。その基本となるのが、ご自身の持つ自然治癒力の向上です。ところで、抗がん剤治療をしながら代替療法

95

を行う人も少なくありませんでした。むやみになんでもやれば良いということではありません。抗がん剤と代替療法の相反する性質を簡単に書くとこういうことなのです。

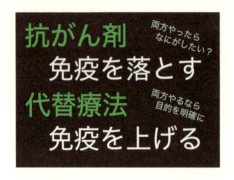

　こうして並べてみると、どう見ても共存できませんよね！　火事場で放水している横で灯油を撒いていたらおかしいですよね？　相反することを同時に行うことは、土俵中央のがっぷり四つ相撲に例えることもできます。全く動きがありませんがお互いに全力を出し合って均衡が取れている状態です。ご自身の免疫力が弱って、抗がん剤に寄り切られる前に中止を考えることも大切でございますね。事前に主治医と抗がん剤の撤退時期の目安を確認しておくと良いでしょう。

第 5 章 がんと抗がん剤

ミニコラム

「癌」と「がん」を使い分ける理由
　この二つの表記の違いは、医学的に表現する対象が異なります。

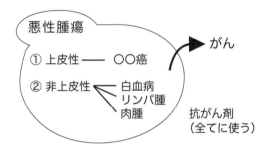

① 「癌」という漢字を使うのは、上皮性の悪性腫瘍のみです。
（・肝臓癌・胃癌・膵臓癌・大腸癌
　・肺癌・子宮癌・卵巣癌・膀胱癌　等）

② 非上皮性の悪性腫瘍は「癌」とは呼びません。
（・白血病・肉腫
　・悪性リンパ腫　等）

がんにまつわる情報を、新聞発表などから拾い集めた
ところ、驚くほどの能力を持つことが見えてきました。
それは、それは、たくさんございます。

　その一つに、がんの無限増殖能力というものがありま
す。がん細胞は様々な遺伝子を発現させ、環境に適応し
ようとするのです。例えば、カテーテルで血流を止め、
兵糧攻めにしても、今度は血液が減って酸素が少ない状
態でも生きられる遺伝子（HIF-1）を発現させます。

　また、がんの特徴でもある転移。これは、正常細胞に
はできないことなのです。正常細胞が脱落するときは、
新陳代謝で役目を終えて死ぬときです。正常細胞で作ら
れた臓器は家のようで、構造を変えることはできません。
家の一部屋が隣町の空き地に勝手に移動することはでき
ないのです。しかも、転移先を予約する物質（エクソソ
ーム）を全身にばらまき、いざというときに逃げる準備
までしているのです。転移先では勝手にライフラインを
構築できます。空き地にテントを張ったと思ったら、上
下水道や電線を勝手に引き込んで生活を始めます（血管
新生）。

　さらに、元自分自身という状況を利用して、免疫細胞
のマクロファージを仲間だと認識させてしまいます。

第 5 章　がんと抗がん剤

「あれ？　もしかして○○さんじゃないですか、ご無沙汰しています。まあまあどうぞ、どうぞ。夕飯もいかがですか？」という感じで、がん細胞の成長を促したり、周囲組織への手引きもさせてしまいます（浸潤、転移）。気づくと隣の家にも行ってしまいます。

　ゲームに登場するボスキャラのような、放射線も薬剤も効かない「がん幹細胞」も確認されています。また、抗がん剤にさらされると薬剤耐性遺伝子（MDR-1）が起動して、がん細胞の膜表面に異物排泄システム（P糖タンパク）を展開し、あらゆる抗がん剤に備えるのです（多剤耐性能力）。たとえ抗がん剤の種類がA～Zまであったとしても、最初にどれかを使えば、全抗がん剤に対応できるようになるのです［私の学位論文］。

　もし、元自分自身という偽りの仮面がばれて対がん免疫細胞に襲われたとしても、襲い来る免疫細胞を無力化するボタンをポチッと押すことができます（ここに作用する薬剤としてオプジーボが開発された）。一般的には体に不具合が起こると症状を出して気づかせようとしますが、がんの場合は症状を出さない隠密行動ができるのです（気づいたら末期がんという状況）。

99

がん患者さんに多く見受けられるのは低体温です。がんに罹患すると体温が下がるようです。がん細胞はそれ自身の生存のために、体温を下げる物質を生産するようです（低体温化）。猛烈に栄養を消費しているがん細胞はPET検査（がんの転移を発見する検査）で赤く光ることが知られていますが、おそらく熱いのでしょう。だから、がん細胞は全身を冷やそうとするのです。

多くの外科医が経験していることですが、下手にがんを刺激すると増殖速度を増して収拾不能になることがあります（がんが怒る）。

さて、がん細胞が、ありとあらゆる方法を駆使して生きながらえようとする適応能力は、いったいどこから獲得したのでしょうか。

それは、40兆個といわれる皆さんの細胞の核内にある遺伝子の中にあるのです。酸素のない太古の地球で生きてきた記録も含め、このがん細胞が獲得した遺伝子情報は生命38億年の歴史で培われた生命の歴史そのものとも言えるでしょう。もしかすると、不老不死の能力すら、我々の潜在能力にはあるのかもしれません。では、がん細胞とは、いかなる存在なのでしょうか。そもそも、闘うべき相手なのでしょうか。無意味にがん細胞へ変化

100

第**5**章 がんと抗がん剤

したのでしょうか。なんらかの意図により生まれたので
しょうか。あるいは、がんにならざるを得なかった事情
が体内にあったのでしょうか？　中には、がん細胞が元
の正常細胞に戻る可能性に言及している研究者もいます
（ミナ・ヴィッセル博士）。細胞間の微細な環境変化によ
り、癌化したり、戻ったりすることが分かったのです。
環境の変化に応じて細胞の生き方が変わったり、細胞同
士が会話しているかのように振る舞うのです。まるで親
が留守の時は勉強をせずに遊んでばかりいるが、親がい
ると勉強をする子供のようにです。この、「がん細胞も
元に戻れるチャンスはある」という希望は、多くのがん
患者さんにとって希望の光となるでしょう。

101

## 夢の？　オプジーボ？？

　がんに対する医学の挑戦は続いており、研究者たちは身を粉にして頑張っています。がんが持つ様々な能力の１つが解明されたことにより、そこに作用するオプジーボは夢の免疫療法である抗がん剤として期待が高まっています。しかし余りにも高額で、１年間使うとひとりにつき約 3,500 万円の費用を要するという試算から薬価を下げる方向性で調整が始まり、どうにか半額になりました。それでもひとりの単薬だけで年間 1,500 万円以上の税金を使う対象が増え続ければ、医療費上昇の一役を担うことは避けられません。そして、この手の高額薬剤は次から次へと登場してきます。

　思い返せば、分子標的剤も以前の抗がん剤よりも「副作用が少なく効果絶大！」と、鳴り物入りで登場した夢の新薬でした。ところが、副作用が少ないどころか、イレッサ（肺癌の治療薬）では肺線維症で死亡例を多数出すなど問題が露呈。その他の分子標的剤も思ったほどの効果が得られず、それなりに強い副作用を起こすので、現在では化学療法の選択肢の一つに過ぎなくなっています。

第 **5** 章　がんと抗がん剤

### 《がん免疫とオプジーボの仕組み》

無理を承知でがん免疫を簡単に説明すると、

ON と OFF のスイッチがあるのです。

がん細胞を見つけると処分するために ON、

処分後は OFF となります。

**本来の状況では、**


免疫　「あっ！　がん細胞だ！

　　　うぉりゃ～～、逮捕だ！」

がん　「あっ、捕まる

　　　やばいよやばいよ！」

免疫　「こらっ、神妙にせい！」

がん　「うう、やられた～」

免疫　「やれやれ片付いた♪

　　　今日もいい仕事をしたな♨」


このお陰で、毎日５千個は発生するといわれている

がん細胞を処理してくれるので、

多くの人は発がんせずに済んでいるといえます。

103

しかし、がん細胞も黙ってやられてばかりではおらず、
**活性化Tリンパ球の不活性化ボタンを**
**押せる能力を獲得すると、**

免疫 「あっ！　がん細胞だ！
　　　うぉりゃ～～、逮捕だ！」

がん 「あっ、捕まる！
　　　やばいよやばいよ！」

免疫 「こらっ、神妙にせい！」

がん 「ポチッとな（OFFスイッチを押す）」

免疫 「あへ～、ち、ちからが、出ない、、、
　　　おのれー」

がん 「へっへっへ～♬」

この不活性化のボタンをがん細胞に押させないように
ブロックする仕組みを利用した薬剤がオプジーボであ
り、本来発揮されるべきTリンパ球の仕事を
全うできるようにしようと開発されました。
**論理的には素晴らしいですね。**

第 **5** 章　がんと抗がん剤

　薬剤添付文書の記載にあります重要な基本的注意に、

**「T 細胞活性化作用により、**
**過度の免疫反応に起因すると考えられる**
**様々な疾患や病態があらわれることがある。**
**その際にはステロイドを考慮せよ」**

という文章があります。

つまり

　**「免疫細胞が興奮しっぱなしになって暴走しますよ」**

という意味です。

　対がん作用を越えて、免疫過剰反応のアレルギー反応
や、免疫排除対象が自分に向く自己免疫疾患を誘発する
可能性に注意せよと。

つまり、

免疫 「あっ！　がん細胞だ！
　　　うぉりゃ〜〜、逮捕だ！」

がん 「あっ、捕まる！
　　　やばいよやばいよ！」

免疫 「こらっ、神妙にせい！」

がん 「ポチッとな（OFF スイッチを押す）」

免疫 「ふっふっふ、そうはいかないね、
　　　よっしゃー！」

がん 「えー、そんなー (ToT)」

免疫 「このヤロー！
　　　そこの！　お前もか！」

正常 「ち、違いますよ、一般市民です！」

免疫 「うっさい！　みんな同じだ！
　　　静かにしろ！！」

正常 「や、やめてください！
　　　あーーーー」

第5章　がんと抗がん剤

　副作用発生率は 81.4% で、もの凄い種類の副作用が列挙されています。

　重大な副作用には「間質性肺疾患：肺臓炎、肺浸潤、肺障害等の間質性肺疾患（5.0%）があらわれることがある」とあり、死亡例があるので充分な観察をせよと冒頭の警告文にも記載されています。誤って自分の肺を破壊してしまうわけですね。

　率は少し低いものの、その他の副作用として、重症筋無力症、１型糖尿病、免疫性血小板減少性紫斑病、甲状腺機能低下症、自己免疫性ニューロパチー、ギラン・バレー症候群などの自己免疫疾患の病名が並びます。


　がんに対する免疫を高めれば、自己に対する免疫異常も高まり、あちら立てればこちら立たずの薬剤であることが理解できます。引き際が極めて重要でもあります。


**がんをなんとかする代わりに、
難病のリスクを負う。**

107

冷静に見ていくと、もはや夢の新薬とは言いがたいですが、どこまで期待するのかは賭けとなります。


さて、


**この薬剤に夢を抱けますか？**


抱けるなら使いましょう。


抱けないならじっくりと考えましょう。



　そう、多くの医者がやることですが、弱気になっている患者さんに対しては少し高圧的にいきます。小さな嘘も交えながら恐怖をあおり、たたみかけ、同意書を突きつけ、最後は優しく接して自分の手中に収めていきます。これを言うと申し訳ないのですが、わたしの場合は百発百中でした。何が言いたいかというと「日頃から準備しておかないと一発で医療のレールに乗せられるのでご注意下さい」ということです。

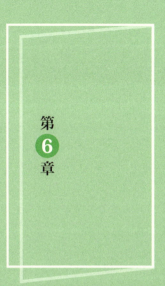

第6章

薬剤にも
根治という概念がない

第 6 章　薬剤にも根治という概念がない

もし、難病の診断を受けたときは、こう聞いてみましょう。

# 難病は治りますか？

　検査に検査を重ねて、場合によっては何ヶ月もかけてじっくり診断を絞り込み、得られた難病の病名。医学的には不治なのですが、不治だと言われると身も蓋もありません。医学的に**治る**という前提が存在しないので「治りますか？」と問われたら答えに困ります。

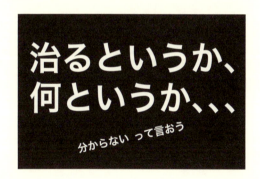

　治ると言いたいが、言えない。治らないと言うと患者さんが傷つくかも知れない。

111

心優しき医者はなんとか誤魔化そうとして「薬で症状を落ち着かせて様子を見ましょうか？」と言うかもしれません。

「治りません」とズバッと言う医者も少なからずいます。あまり突っ込まれると「先生困っちゃうなぁ (´＾｀;)」ってなります。800種類を超える難病の数々ですが、実際に使う薬剤は「ステロイドと免疫抑制剤」の2種類しかありません。

　ここで知らなければならないことは「ステロイドが処方された＝不治の病」という認識です。医学的にはステロイドで治る病気はございません。

　ただ、「がん」も「難病」も治らないのは医学界（医学島）だけのお話だということを忘れないでくださいね。

　ステロイドは強烈な抗炎症作用を持ち、代謝の大元をブロックするので劇的な症状鎮静作用を持っているので「よく効く薬」とされるのですが、実は**良くなったというのは錯覚**なのです。

　これは患者さんにとっては、スパッと症状が緩和されるので麻薬と同じです。だから、一度使うとステロイドを止められなくなります。より強い薬剤へと移行し、最後には使う薬がなくなるので医者は「仕方がないからこ

のまま続けなさい」と言うしかありません。

　難病にたいしては薬剤で寛解に持ち込んで、維持量を
生涯内服すると思っていいでしょう。一時的に投薬を止
めても再発すれば再投与されます。その時は免疫抑制剤
が追加されるでしょう。

　因みに、身近なところでは虫刺されに使う軟膏にも、
その他の痒み止め市販外用薬にもステロイドは入ってい
ます。成分表をよくお読み下さいね。

　ステロイドの成分を調べると、プレドニゾロン、デキ
サメタゾン、ベタメタゾン、フルオシノロンアセトニド、
ヒドロコルチゾンの5つの名称が出てきます。薬剤の注
意書きをきちんと守ることは大切です。

　あと、デリケートゾーンに塗る軟膏の主成分はリドカ
インで、局所麻酔薬です。さすがに腕の皮膚の42倍と
される経皮吸収率の高い陰部には、ステロイドを使えな
かったのですね。


　自己免疫疾患の状況を簡単に説明しますと、自分自身
の細胞に対して攻撃する抗体を作り続けてしまう病的な
免疫異常ということになっています。有名な病名を挙げ
るとこんな感じです。

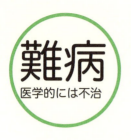

- 天疱瘡・リウマチ
- パセドー病・橋本病
- 肺線維症・クローン病
- 潰瘍性大腸炎・重症筋無力症
- 多発性硬化症・SLE
- ベーチェット病　等

　要は自分の異常抗体の標的となる細胞が、小腸ならクローン病、大腸なら潰瘍性大腸炎、甲状腺なら橋本病という具合いで病名がつきます。自己免疫疾患の状態を簡単な図にするとこうなります。

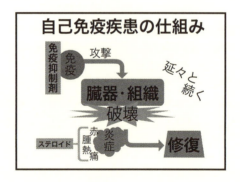

　ひたすらに自分の免疫で自分を破壊し続け、壊れた組織を修理し続けます。身体の治癒力は休むことなく必死に治し続けます。そのときに炎症が起こりますが、ステ

ロイドはここを強力に抑えます。しかし、破壊を止めることはできないので、とりあえず炎症が治まって腫れや痛みが引いて一見症状は良くなりますが、一時しのぎなのは一目瞭然ですね。

これは、クルマのエンジンが回り続ける限り熱が発生する状況と似ています。ステロイドは熱を取るラジエーターのようなもので、エンジンを冷却し続けてもエンジンは止まりません。

大元を止めるように見える免疫抑制剤ですが、簡単に説明するとこうなります。

## ３０秒で解る免疫抑制剤

免疫抑制剤とは？

異常な免疫を抑えます

異常だけですか？

いいえ、全てです

すなわち？

状態を…
AIDS エイズに近づけます

エイズ患者さんは免疫不全による肺炎や発がんと戦い続ける病態です。

免疫抑制剤は、エイズとは仕組み的に少し違いますが、薬剤により免疫の全システムが抑制されれば感染症にかかりやすくなります。元々体内に巣くっていたヘルペスウイルスにより帯状疱疹になったり、肝炎ウイルスにより肝炎が再燃したり、発がんしやすくなったりもします。

そのことは薬剤添付文書の注意書きにも明記されています。

これも医学では「本来の目的を達成するには仕方がないこと」で片付けるしかありません。

第**6**章　薬剤にも根治という概念がない

**《副作用、好転反応の勘違い》**

　現代医学には「好転反応」という概念がありません。ですから、医師は好転反応という言葉を使いません。そのことは世間一般には意外と知られていないようです。ですから、医者に好転反応の判断を求めても答えられません。

　現代医学の治療で使われる薬剤は、**主作用**と**副作用**しかないのです。製薬会社が決めた薬剤の目的を主作用と呼び、主作用以外のなんらかの反応がおこれば、全て副作用となります。

　例えば、鎮痛剤で胃痛が起これば胃薬の投与、皮疹が出ればステロイド軟膏の塗布、肝機能異常が起これば肝臓庇護剤の投与など、副作用を抑えようとします。更に、副作用が出れば、それに対応した薬剤が使われることになります。延々とそれが続くので、結果的に薬の種類が増えます。

　「先生、これは好転反応でしょうか？」と問えば、「そんなもの、あるわけないでしょ。副作用に決まっているから、直ぐにやめなさい！」と言われるのが常です。現代医療（三大療法）にとって、未知のもの（健康飲料、サプリメント、種々の施術など）は飲むな、食うな、受

117

けるなが基本です。

「好転反応」は代替療法の世界でだけ使われている言葉です。代替療法の世界は「好転反応」と「副作用」の両方が使われています。実際の現場では、とてもこの2つの言葉は曖昧に使われています。私は医者ですが、代替療法の概念を知っているので、2つの言葉を使い分けます。

この2つの言葉の使い分けは、病気を理解していないと難しいはずです。実際に病気の状況を現代医学で確認しないで、間違えて使っている方がたくさんいます。

私の経験では、好転反応だと思われる事象は、穴という穴から何かが出てくる感じです。例えば、目から目やに、鼻から青っぱな、肺から痰、口から唾液、肛門から大便、皮膚からブツブツ、という感じです。発熱もあります。持続期間も数日から数ヶ月まで、人によって様々です。

この好転反応の**基準を定める団体や協会**はありませんので、使い方がとても曖昧で、人によって言うことが変わります。自然療法家の中にも判断のできない方が多くおりますので、ご注意いただきたいと思います。

第**6**章 薬剤にも根治という概念がない

### 《HPV ワクチン》（俗称・子宮頸癌ワクチン）

　2013 年 6 月に政府が副反応問題を受け、接種の推奨停止にしたにもかかわらず、定期枠に入ったまま補助金を拠出し続けているワクチンです。地方自治体では、定期枠に入っているワクチンを推奨しなければならないという法律があります。つまり、国は勧めないが、自治体は勧めるという不思議な状況です。

　この注射は、失神者が現れるほどの激痛をもたらします。また、麻痺や IQ 低下の事例も報告されていますが、政府の発表によると麻痺や IQ 低下は激痛のストレスの結果であって、ワクチンの副反応ではないとされています。ちなみに、副反応という言葉はワクチンにしかありません。副作用ではばつが悪いので、業界では副反応と言い換えています。

　では、作った会社の説明を確認してみようとホームページを見ると、サーバリックスの製品情報が外されていました（2017 年 7 月時点）。

　ジャパンワクチン株式会社へ、とあるので読んでみると、

「約 80％の女性が一生涯のうちに一度は感染する**ありふれたウイルス**で、主に性交渉で感染します。家族歴

119

や遺伝に関係なく、性行動がある人は誰でも感染・発症の可能性があります。HPV の感染は**ほとんどの場合は一過性**で、多くは自分の免疫機能で自然に体外に排除されますが、一部で感染が持続的なものとなって、前がん病変（がんになる前の段階）を経て子宮頸がんへと進展していきます。」
とあります。

## これって、風邪と同じレベルです。

　常在ウイルスといっても過言ではありません。こんなひ弱なウイルスに発がん力が本当にあるのでしょうか。見方を変えれば、自然排除できないほど免疫力が低い人しか、持続感染することはないと考えることもできます。あとは、誰もが入手できる厚生労働省ホームページから薬剤添付文書を見ましょう。

| 添付文書　サーバリックス | 検索 |

※※2011年12月改訂(第4版)（＿＿：改訂箇所）
※2011年2月改訂(第3版)

規制区分：
生物由来製品、
劇薬、
処方せん医薬品
（注意－医師等の処方せん
により使用すること）

ウイルスワクチン類
**サーバリックス**®
Cervarix®
生物学的製剤基準
組換え沈降2価ヒトパピローマウイルス様粒子ワクチン
（イラクサギンウワバ細胞由来）

第 **6** 章　薬剤にも根治という概念がない

　ボーッと見ていると何も分かりませんので、一つ一つ
押さえていきましょう。「生物由来製品」の生物は、イ
ラクサギンウワバで蛾の一種です。成分表にある「水酸
化アルミニウム」は重金属です。

**安全でしょうか。**

　子宮頸がんにかかわるHPVは「HPV-16型及び18型」
の2種類だけですが、型は150種類以上あります。こ
の2種類はハイリスク型13種類の中で約60％を占め
るといいますが、厚生労働局長とはたともこ議員とのや
りとり（厚生労働委員会質疑～ＨＰＶワクチンについて
2013.3.28）で、日本人の16型は1％、18型は0.5％
しか検出されないことを局長は認めています。他にも、
感染者の90％以上は2年以内に自然排出され検出不能
となる、子宮頸部軽度異形成も3年以内に90％は自然
治癒する、中等度・高度異形成へ進展しても円錐切除で
ほぼ100％治癒する、と語られています。

　これを聞くと、最初からワクチンは**不要**だという印
象を受けるのは私だけでしょうか。

「本剤の予防効果の持続期間は確立していない」との記
述。だれですか、一生効果があると言っている人は。作
った人が「分からない」と言っているのに……

「免疫原性〜抗体価と長期間にわたる感染の予防効果及び子宮頸癌とその前駆病変の予防効果との相関性については現時点では明確ではない」と、効果については解らないと明言しています。結局のところは「何も解らない」と書いてあるのは衝撃的ですね。

ということで、

・ほとんどの女性が感染する

・一部の持続感染が問題だ

・しかし、殆どの女性が自然駆逐できる

・発癌の原因にはなりにくいと言える

　一般的に、持続感染から発癌まで 10 年はかかるとされていますが、風邪を 10 年間引き続けている人がいないように、そんなに長く HPV が子宮頸部にはいられません。やはり、こんなへなちょこウイルスが本当に子宮頸癌の原因になるだろうかという疑念は払拭できません。もし HPV が原因だとしても、免疫力を極端に落とし続けないように心がけることが大切ですね。

　さあ、よく考えて接種するかを判断していきましょう。

第6章 薬剤にも根治という概念がない

《肺炎球菌ワクチン》

65歳以上になると、接種を勧める葉書が届きます。放置しておくと接種を促す連絡が来ます。打ちませんというと、頭がおかしいと思われます。テレビでも肺炎が死因の第3位で、他人事ではないとあおります。確かに死因の第3位になりましたが、これは、

## 嘘ではないが、本当でもない！

なぜならば、肺炎で亡くなられる方のほとんどが誤嚥性肺炎だからです。辞書には「飲食物や唾液を、誤って食道ではなく気道に飲み込むこと」とあるように、あらゆる雑菌による肺炎で、肺炎球菌どころではありません。そもそも、肺炎球菌ワクチン接種で防げる話ではないのです。

　＊日本呼吸器学会によれば、「肺炎で死亡する人の94％は75歳以上」であり、「高齢者の肺炎の70％以上が誤嚥に関係している」とあります。一説には肺炎死の92％は誤嚥性肺炎とも言われています。

123

あたかも65歳を越えたら肺炎で死人が増えるかのように**勘違い**をさせられていますが、誤嚥性肺炎を起こす高齢者さんは、ものが飲み込めないほど弱っており、繰り返し誤嚥性肺炎を起こす点が抜け落ちているのです。

65歳以上の成人への肺炎球菌ワクチン接種に関する日本感染症学会の考え方（2015-9-5）には「現時点ではPCV13（商品名：プレベナー）を含む肺炎球菌ワクチンのエビデンスに基づく指針を提示することは困難と判断した」と書いてあるので推奨はしないらしいです。PPSV23（商品名：ニューモバックス）は推奨するとあります。

では、ニューモバックスの薬剤添付文書を見てみましょう。

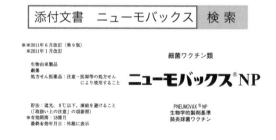

第 **6** 章　薬剤にも根治という概念がない

「生物由来製品」、牛の乳です。

「劇薬」危ない薬です。

「有効性」肺炎球菌性肺炎や侵襲性肺炎球菌性疾患に対する有効性が、無作為化比較試験で検討されています。以下に 6 つの試験成績を示します。

　これらの試験成績では、健康成人に対して予防効果が示されています。健康成人はワクチンがなくとも予防効果は示せるのです。一方、高齢者又は免疫機能の低下している患者において、全ての肺炎あるいは肺炎球菌性肺炎に対する効果は一貫して示されていないのです。肝腎の高齢者についくは効果がないってことです。

**肺炎球菌は多くの皆さんの喉にいらっしゃいます。**

つまり常在菌の扱いなのです。

### さて、
### ワクチン接種、
### どうされます？

125

## 《アリセプト D》

| 添付文書　　アリセプト D | 検索 |
| --- | --- |

　認知症の薬剤として、始めて世に出たものです。これは薬剤添付文書の一部を見るだけでも十分な感じがします。症状改善の有効性は３割程度のようですが、プラシーボ効果かもしれませんし、「病気の進行は止められない」という正直な記述もございます。

　私もたくさん処方した薬剤ですが、私の実感としては記述の通りでした。服用し続けても変化がない場合、副作用の危険性だけが上がるので中止が適切かと存じます。《メマリー》《レミニール》《リバスタッチ》も基本的には同様です。

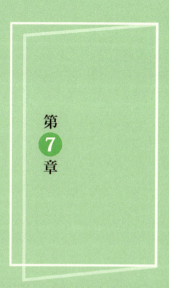

## 第7章

## 誰が治すのか

第 7 章 誰が治すのか

　私は医学島を後にしてから、新たな治療法を求めて日本全国をウロウロしてました。
　いろいろな治療法や、治療をしている人に出会い、話を聞いてきました。そうして解ったことは、病気になった人が、自分の好きな方法で、好きなように病気を治している事実です。
　私が出会ったものを図にするとこのようになります。

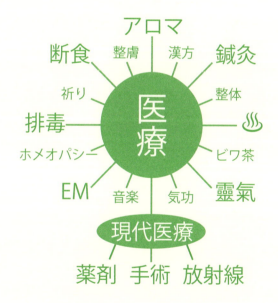

医学島にいたら知り得ない事実でした。

当初、医学島意識が残る医学者としては信じがたい事実でしたが、次々に現れるので**「あ、こっちがふつうなんだ」**という認識へ変わっていきました。

いろいろな病気がいろいろな方法で治るという事実を冷静に見ますと、自然治癒力のスイッチを入れ直す方法は、どれでも構わないということが解るのです。

現代医療と代替医療とでは、果たす役割が違うことを知ってほしいと思います。代替医療も全てが素晴らしいとは言い切れませんし、現代医療よりは身体に優しいだけで、補助的な役割であることに変わりはありません。○○健康法や○○健康食品さえ手にすれば健康になるわけでもありません。様々な医療を包括し、その中の一つが現代医療であるという感覚を身につけていただきたいと思います。

ともかく、代替療法を頭から否定をせず、ためしに学んでみてほしいのです。

ピンと来たものを一つ、選んでみるのはいかがでしょう。例えば、アロマセラピーも、ただ好きな香りを選んで体に塗るだけではありません。その日、そのとき、その状況、その人がどうなりたいかなどを加味して香りを選びます。マッサージされる心地よさや、直接脳を刺激

130

する嗅覚は脳内物質の分泌を促します。

　量子力学的な「植物の波動（固有の周波数）」も影響するでしょう。温泉場の湯治も、温まれば血管が開き、血流が増し、栄養やエネルギーが全細胞に到達し、老廃物は去り、温泉成分の一部は経皮吸収されます。基礎代謝を上げ、地球の息吹を感じ、心地よさを味わうことが健康に結びつくことは、容易に理解できると思います。

　ホメオパシーも、怪しいと思うのは知らないからです。知らないというよりは、知らされていないと言った方がいいかもしれません。欧州では国が保険適応していることが多く、イギリスのエリザベス女王の筆頭主治医がホメオパスだったり、ドイツのブンデスリーガ（プロサッカーリーグ）のチームドクターの９割がホメオパシーを取り入れていたりします。

　色々と手段があることを知った上で、現代医療を行ってほしいのです。ですから、医療は、好き嫌いや直感で選んで良いのです。どうしても方法を選べない方には既に病気から戻られた前例がたくさんあります。その方の真似をすることも一つの方法だと思います。

では、誰が治すのか？　と問われたら、

それは、

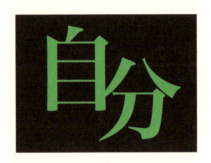

ということになりますね。
そして自分の何が？　と問われたら？
ご自身が、もともとお持ちの

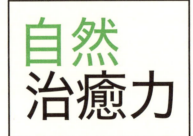

ということになりますね。

第**7**章　誰が治すのか

　この自然治癒力は、

**家事から家の修理まで全て完璧にこなす**

**スーパー家政婦**

が何人もいるような状態といっていいでしょう。

　食べ物が消化管にくれば消化能力を発揮し、危険物が消化管に入れば嘔吐や下痢で対応します。運動のレベルによって血流や血圧を随時調節し、不要物を速やかに排泄します。

　また、自然治癒力の凄いところは、再生能力です。例えば怪我で皮がむけたとき、皮のむけた箇所をどう認識して修理し、その完了を判断したのでしょう。

　「白血球は、なぜ異物を判別できるのか？」「数日で死ぬリンパ球が、病原体の記憶（麻疹の抗体など）をどうやって引き継いでいるのか？」

　余りにも不思議だったので、血液内科専門医に質問してみました。すると、「う〜ん、それは神のみぞ知ることだなぁ」と答えたので、「このオー、血液のエキスパートであるお前の口から神を出すな！」と言ってしまいました。

　さらに、病原体一挙撲滅作戦の発熱は誰がどうやってONやOFFにしているのだろうか。凄いですよね！

133

感動しますよね！　あって当たり前の自然治癒力を
我々がよく知らないのは面白いですね。
　そして、病気を治す力はこの自然治癒力以外にはござ
いません。
　そんな治癒力を、

今日も、

明日も、

来週も、

来年も、

10 年後も、

30 年後も、

・

・

・

発揮し続けたらどうなるのでしょうか。
きっとこうなります。

第 **7** 章 誰が治すのか

# 老衰で逝ける

これもある意味当たり前です。病気の芽を摘み、常に健康の状態を維持する治癒力を存分に発揮し続けることが、多くの人の目指す「ピンピンコロリ ( 通称ピンコロ )」でございましょう。

では、現実にピンコロの人はどれくらいなのかを、厚生労働省の「主な死因別死亡数の割合 ( 平成 23 年 )」を見ますと、**老衰の割合は 4.2%** しかないのです。

64%（年間約８０万人）が４大疾病（悪性新生物、心疾患、肺炎、脳血管疾患）での死亡です。こうしてみると、ピンコロのハードルは高いのが現実なのです。戦後の高度経済成長に伴って、アレルギーや自己免疫疾患などの色々な病気が増えています。つまり、生活の中にたくさんのマイナス要因が増えてきたということになるでしょう。

ピンコロで逝こうと思うのならば、健康の足を引っ張っている生活習慣を少しでも減らすことは大切ですね。

自然治癒力を発揮するための営みがございます。

その営みこそが代謝力なのですが、代謝にもいろいろご
ざいます。

---

## 基　礎　代　謝

・新陳代謝…細胞合成

・解毒、分解

・排毒（デトックス）

・免疫能力

・エネルギー代謝…消化吸収…エネルギー生産

・指令の伝達　　　　　　　　　　　　などなど

---

　簡単に言うと、作って、壊して、捨てて、護って、回
して、伝え合う関係性です。

　このどれが滞っても代謝力は落ちます。我々の社会生
活みたいなものですね。日常生活で、物流が止まったり、
ゴミの回収がされないだけでも大変でございましょう？

　大元とも言える基礎代謝の状態を知る目安、分かりま
すか？

第 7 章 誰が治すのか

## 測ってますか？

ときどきで構いませんけれど、測ってますか？

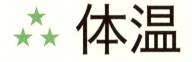

　私は真冬の起床時でも36.5度を下回ることはほとんどありません。この14年間で風邪を引いたのは7回だけです。一般健診も正常で、血管年齢も20歳並みでしたので、かなり健全だと判断しています。
　体温が1度下がると免疫活性が約40％下がるという

研究結果があるように、体温が下がると冬眠に近づき、全代謝システムは停滞に向かいます。

　でもずっと 35.5 度だからと悲観してはいけません。体温は低いけれど、健康診断が問題なく、風邪も引かない健康体だというなら、それでいいのです。低体温でよく風邪を引くとなれば問題ですが、数値に惑わされてはいけませんね。

　逆に病原体一挙撲滅作戦の起動により発熱が起こり、38 度を超えていくと白血球内の酵素スイッチが ON になり、500 倍の免疫活性になるそうです。

　医療から見ると**発熱**は悪いことですが、「生きもの」としては**最終兵器発動！**なのです。「生きもの」の視点から観た場合、解熱剤で熱を下げてしまっていいのでしょうか。500 倍のパワーアップを起動停止にするということです。本当にそれでいいのでしょうか。

　インフルエンザ脳症の原因は発熱ではなくて、解熱鎮痛剤の使用によることは医学でも周知の事実です。発熱して苦しそう、可哀想だから解熱する？

　どっちが可哀想なのかよ〜〜〜く考えてくださいね。

第 7 章 誰が治すのか

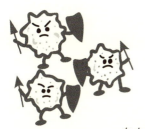

## 白血球から辿る自然治癒力

　白血球の働きといえば異物や菌を食べたり、抗体を作ったりしています。がん細胞を処理するNK細胞も有名になりました。赤血球も含め、一連の血液細胞は造血幹細胞という1種類の細胞から分化していることになっています。

　肺炎のような菌感染症になると好中球という種類が増え、麻疹のようなウイルス感染症になるとリンパ球という種類が増えます。実に上手く役割分担ができているのです。このたった一種類の細胞には不思議なことがあるのです。

・どの細胞になるかを、どう決めたのか？
・過不足の判断は誰がしているのか？
・なぜ異物を判別できるのか？
・なぜ食べ物は異物と認識しないのか？
・生涯記憶される抗体は、どう情報を継代しているのか？
・なぜ、がん細胞だと認識できるのか？

139

実に不思議だと思いませんか？

## 一つの白血球に神を感じる♡

　血液内科専門医に質問しても答えられない事実の
数々、これらが最初からそなわっているのです。白血球
だけではなく、常に健康を維持しようと全細胞が淡々と
全力で働いています。本人の意思とは無縁の働き、誰も
解明できない小宇宙、これが自然治癒力の偉大さです。

　脳も消化器も持たないミドリムシが餌と毒を選べる
ように、白血球にも明確な意思があると感じざるを得
ません。もし意思があるとしたら、それはどこにある
のでしょう。もし、一つの細胞に意思があるとしたら、
30~40兆個で組み上げられた人体は、脳以外の意思を
持っていると考えても不思議ではありません。脳以外に
意思がある？　頭がおかしくなりそうです。

　その白血球が人体にどれほどあるのか。血液検査をし
たことがない人は、恐らくいないでしょう。白血球の項
目を見ると、正常範囲が4000〜8000という数値が
あります。この単位はμl（マイクロリットル）です。
1/1000mlのことですね。1mlの1000分の1の量に、
4000〜8000個の白血球がカウントされています。

140

第⑦章　誰が治すのか

　ピンと来ませんね。1000 倍してみますと、1 ml の、中に 400 〜 800 万個の白血球があるのです。1 ml の目安は 1 円玉です。1 円玉くらいの血液の中に、これだけの白血球がいるわけです。

　愛知県民が約 720 万人ですから、血液 1 ml の中に、愛知県民と同じ数の警察官がいると想像してみてください。血液 2 ml に東京都民 1300 万人でもいいです。

## 凄くないですか？

　全血液にはどれだけの白血球がいるかを計算すると、1 人の血液中に 200~500 億の白血球が流れていることになります。この中でも、対がん専属部隊の NK 細胞が 150~200 万もの数で全身くまなく巡回しています。


　この状況でがん細胞を見逃すって、
　どんな状況なのでしょう。


## どうやったら
## がんになれたのか！？

141

NK 細胞を警察官に例えて考えてみますと、警官に囲まれた中でひったくりにあったような状況で、がんになってしまった。なぜだろう？　実に不思議です。以下の３つの理由が考えられます。

１. 白血球が上手く動けなかった
　　（血液がドロドロ？）
２. 白血球の質が悪い
　　（新陳代謝の問題？）
３. 免疫細胞が行き着けない場所に発生した
　　（血の巡りが悪い？）

　これで、果たして健康は守れるのでしょうか？
　ご自身の生体環境にも問題があるのではないか、そう考えざるを得ません。

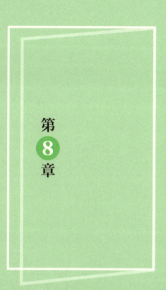

# 第8章

# 毎日の生活が大切

第**8**章　毎日の生活が大切

　人体は、日々休むことなく新しい細胞を作り続けていますので、4ヶ月もあれば全体の7割くらいは入れ替わっています。10年経ったら何回入れ替わったかわからないほど新陳代謝してますからね。

# 自然治癒力
## を
# 高める。

# 心と体を作り
# 変える。

**素晴らしい細胞を作り続けていくことが、
体質を変えるということなのです。**

145

食に関することは病気になると多くの方が手を付けるところです。注目度は食材になりがちですが、

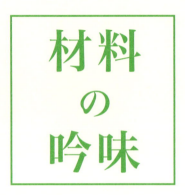
材料の吟味

これはもういいですね。当たり前すぎます。
安全安心で、旬で、質がよくて、
新鮮な食材を選んでいきましょう。

**では、生き物としての普通の食の観点**から
考えて参りましょう。

第**8**章 毎日の生活が大切

全身の代謝の中で特に**重要**なのは、
酵素の助けとなる**補酵素**です。

　この補酵素があるとないとでは、代謝効率が格段に違います。稲刈りをするのに一人で鎌を振るうよりも、コンバインで一気に刈り取った方が効率がいいですよね。そんなコンバインに相当するものが補酵素です。素晴らしいです。是非欲しいです。
　補酵素といってもピンときませんよね。
これです。

## ビタミン ミネラル

補酵素で
代謝向上
100% 外部補給

　皆さんよくご存知のビタミンとミネラルが、健康には大切だという理由はここにあります。ちゃんと、天然物で摂るんですよ。「これ1本でレモン10個分のビタミンC」を買うのではなく、レモンを10個買って絞り、蜂蜜を入れて飲んだ方が、身体には優しく吸収も良いのです。100% 天然の身体には、100% 天然素材は当たり前。特にミネラルは大切ですからね。

147

あと必要な栄養素は抗酸化物質ですけれど、これも農作物を摂れば問題ありません。

簡単に表してみますと、

| ビタミン | 野菜 |
| ミネラル | 果物 |
| 抗酸化物質 | 種子類 玄米、大豆、ゴマなど |
| 繊維質 | 海藻類 |
| 発酵食品 | 小魚 |
| | 天然のお塩 |

　玄米菜食、雑穀米、マクロビオティック、菜食主義など、世の中で健康に良いとされるものが、ほぼそのまま入っているのがわかりますね。

　発酵食品は、お漬け物、味噌や納豆なら簡単ですね。

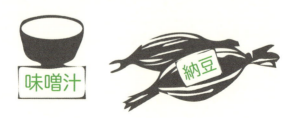

第 8 章　毎日の生活が大切

　食事の仕方の一般的な常識は「３食きちんと食べましょう」「朝食は大切だ」と、なってはいますけれど、生き物の観点から食べ方を見れば、本当はこうですよね？

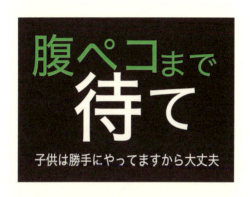

　ただひたすら、お腹が減るまで待つのです。「小腹が空いた」では、まだ早いのです。
１日３食きちんと時間を決めて食べる生き物は、
「この地球上で人間だけではありませんか？」
「人類だけが自然の摂理から外れているのでは？」
という状況に気づきましょうよ。

**ちゃんと腹ペコになってから食べてますか？**

149

「12 時になったから昼飯にするか」
「うーん、まだお腹減ってないけど、まあ食べるか」
「あなた、ご飯よ〜♪」って
夕飯に呼ばれたら行って食べてるでしょう。
やってますよね。

**腹ペコ、分かってますか？**

は

っ

ら

ペ

こ

お腹と背中がくっつくほどにです。もう、我慢できない！　そんな感じです。それを越えると駅前を歩き回る鳩も絞めたくなりますし、飼い犬も命の危険を感じるでしょう。そこまでは待たなくてよいので、せめて強い空腹感を感じてから食事を始めましょう。

第**8**章　毎日の生活が大切

　空腹は最大のスパイスと誰かが言ったようですが、まさしくそれです。おいしい食事をじっくり味わいたい！という願望が強くなります。それを味わう時は至福そのものです。

　目で見て、口に入れて、目を閉じて、天を仰いで、箸を置いて、ゆっくり噛んで、味わって、香りを鼻に抜いて、**五感で食事を堪能**します。もう惜しくて飲み込みたくありません。感動で涙が頬をつたい、全身に鳥肌が立つでしょう（笑）。

## 感じてください、この喜びを！

　私も平成 26 年 1 月から実践するようにして分かったことは、多くは 1 日 1 ～ 2 食になってしまうことです。朝 6 時頃に起床して、腹ペコまで待ってみると 10 ～ 11 時頃になるのです。ここまできたら昼食と合併してブランチにします。食事の回数ではなく、腹ペコ基準なので、その結果として 3 食になることに問題はありません。あとは体調と相談すればいいんです。何回食べるのが健康にいいのですか？ とか、何 cc 飲んだらいいのですか？ のように、数字で考えてはいけません。自分の身体に聞いた方が正しいですから。

151

さて、腹ペコ食にしますと、自動的に食べる回数と量が減るので、その状況でどのような食材を選ぶかというと、

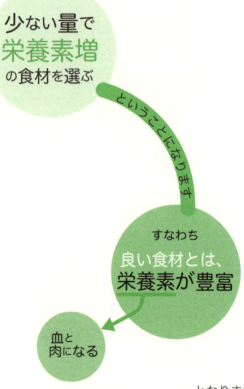

となります。

裏を返せば、血と肉となるべき栄養素が少ないスカスカ食材を選ぶ理由は何ですか？　カロリーだけあって死ななければよいならば、砂糖だけ舐めていればいいでしょう。たとえ腹ペコにしたとしても、栄養スカスカ添加物まみれのカップ麺を一気食いすることに意味はありますか？　食事は「健康になるため」と「死ななければいい」とでは雲泥の差です。

**良い食材を選んだ後は、**

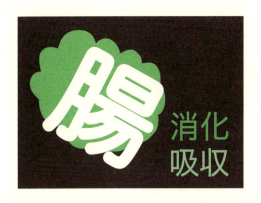

　いくら良い食材を選んでも消化吸収が悪ければ意味が半減です。

消化と吸収を最大限、発揮するためには、これです。

# 整腸

　腸を整えると書きますが、腸の中に住んでいる菌を育むことが大切なのです。

　ですから、正しい表現はこうなります。

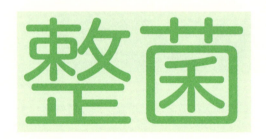

第 8 章　毎日の生活が大切

　この大切な菌ちゃんたちを愛し可愛いがり、育みましょうね。菌ちゃんに何をしたら喜ぶんでしょうか？そのために必要な栄養素がこれです。

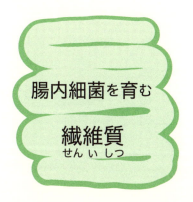

腸内細菌を育む
繊維質
せんいしつ

　繊維質を人類は分解できませんので 100% 腸の菌へ届きます。蜂蜜に豊富に含まれるオリゴ糖も同様です。
　そうしますと、菌ちゃんたちは大喜びするわけです。やったーー！　たくさん食べ物が来たぞー！　となって、菌ちゃんたちが増えまくるんですよねぇ♪　このとき増えていく菌は善玉菌なんです。
　従来は役に立たないとされた繊維質も、腸のお掃除とか、血糖上昇を緩和するなど、重要と認識されて栄養素の仲間に入っています。

それに加えて、善玉菌を一緒に取り入れることも大切になってきます。発酵食品を摂れば自動的に善玉菌が腸内へ届きます。

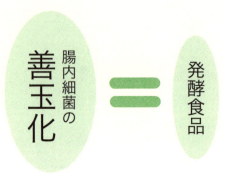

ですね♪

　菌を外から入れても、定着している菌叢は、そう簡単に変わらないことが研究で分かっています。
　ガッカリしないでいいですよ。外から入れた菌は、定着している菌叢の様々なお手伝いをしながら、去っていくのです。
　と、ここまで正論を言ってきましたけれど、いつも身体に良いものだけを「食べたいか？」と聞かれる、違いますよね。身体に悪いと思いつつ、ジャンクフードやお

第 **8** 章　毎日の生活が大切

砂糖たっぷりの甘いものが食べたくなることがあります。これは脳が「食べたい！」という指令を出しているからです。

　この指令は、飢餓の記憶や心の枯渇、薬害や添加物摂取による脳の暴走だという説もあります。そんなとき、もし腸に喋らせたらこんな感じです。

**食べ過ぎ→「おいおい、なぁにこんなに入れてんだよ！要らねえんだよ、捨てるぞ！」→吐く、下痢**

**添加物→「なんだこりゃ！　栄養にならんじゃないか！捨てるぞ！」→下痢**

　このように、胃腸は口から入る物を識別し、不要物を緊急排出する素晴らしい役割を本来は持っています。ただ現代人の腸は、その役割を果たせずにいることがあります。恐らく腸が鈍感になっているのです。これは私の経験談ですが、生活改善をした結果、ずっと普通に食べていたコンビニ弁当で、ある日、急に下痢をするようになりました。何度か試してみたが同じ結果でした。腸が敏感になったとしか思えません。

　このようにある意味、脳は健康に無頓着で、その尻ぬぐいを腸がしています。こうしてみると、まるで腸には意思があるようです。

157

第9章

うんちのはなし

第 9 章 うんちのはなし

　腸内細菌が善玉優位になったかどうかの判定は、どうしたらよいのでしょうか。それは簡単です。毎朝、確認することができます。

**してますか？　毎朝ですよ？　出てますか？　これ？**

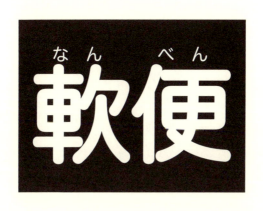

軟便(なんべん)

　文字どおり柔らかいです。肛門の通過具合で柔らかさは分かりますでしょ？

**軟便でいいのだッ ＼(^O^)／**

色は明るい黄色で無臭か発酵臭です。素晴らしいときには形もなくなって甘い香りのこともございます。「あ〜凄く柔らかで甘い香りがする〜♪」という状況が最高です。大抵は水にプカプカ浮いています。
　大半が沈んだとしても、破片が１個でも浮いていたらオッケーです。
　たとえ便が硬くなって、

### 「おりゃあああーーっ」

と激しく息んでやっと出したからといって悲しんではなりません。その場合は匂いと色で確認してください。
　問題は、

# 「黒い・固い・臭い」

の腐れウンコです。これはいけませんね。

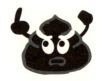

第 9 章 うんちのはなし

　便秘はいろいろな要素がありまして、繊維質や善玉菌の不足だけではなくて、水分がなくてもカチカチになります。

　あとはストレス状態が続くと便秘しやすいですね。**「ストレス状態＝戦闘中」**ということなので、戦闘中は排便している場合ではありません。ですから、腸の動きは停止してしまうのです。

　この逆に、本屋での立ち読み中や、図書館で便意をもよおすことがあります。これは自分の趣味の本を読んでリラックスしてしまい、腸が動いて、便が移動し、もよおしてしまうという仕組みです。

　運動中も腸は停止しますが、その後のリラックス状態で動きます。動くときは動いて、休むときは休むという、生活のメリハリがとても大切です。

　そして、腐れウンコが臭い原因は、文字通り腐っているからです。メタンとか硫化水素とかインドールとか、毒ガスを発生し続けています。この腐ったウンコを腸の中に入れっぱなしだと、毒ガスを吸収してしまいます。だからお肌に悪いのも、うなずけますよね。

163

この状態を分かりやすく例えると、腐れウンコを袋に入れて、そこに口と鼻を密着させて「スー、ハー、うわーくっさいなーー」なんてあり得ませんでしょう。腐れウンコの便秘って、こんなことをずっとやっていることになります。それって健全ですか？　毒ガスを出す腐れウンコがずっと腸と接触していることが、発癌に繋がると考えても不思議ではありません。

ということで、軟便の快便を目指しましょう！

軟便を下痢だと勘違いされる方が少なくありませんので、認識を改めましょう。本物の下痢は、腐った食材を食べたとか、ノロやロタに感染した場合で、トイレから出ることができないような下痢を指します。この場合は脱水症になることがあるので、点滴という医療行為に意味はございますよ！　下痢のように見えても、一回出してスッキリ したら、軟便に分類しましょう。

軟便バンザイ　＼(^O^)／

形なんか、なくていいの〜♪

体調と相談しながら排便を観察してみてくださいね。鳥肌が立つほど、排泄する喜びを感じてほしいです。
　でも、食べる物や体調などによって、毎回軟便とは限りません。あまり一喜一憂しなくていいです。1週間で何勝何敗かの星取り表でもつけましょう。
　ともかく、いろいろ研究して軟便を目指してください。

　ところで、下痢のお話ですが、医学の観点からしますと下痢は悪い現象です。
　しかし、「生きもの」の観点からしますとどうでしょうか？　こうなりますよね？

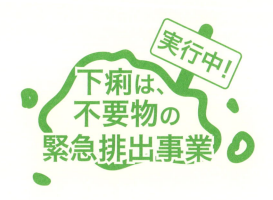

こうしてみると、素晴らしい現象が起こっていますよね？　しかも、脳に許可を求めませんよね？　この現象、**完全なフルオートマチック**です。

だから出さねばならない状態と腸が判断した場合、
「ええっ！　今ですか！？　ここでですか？！」
なんてこともあります。

もっと早く反応すると胃の時点で

# 「おえ〜っ」 っと

吐き出させます。

すんごい防御システムですよね。出さなければならないものがあるから吐いたり下痢したりするわけです。薬剤によって、この完ぺきな防御システムを止めてはなりません。

となると、下痢の痢から 疒 は取ってもいいですよね。

第 9 章 うんちのはなし

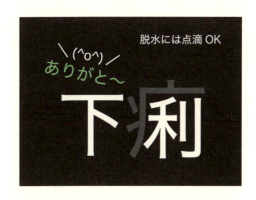

下して利益を得るのが下利になりました。
素晴らしいですね！有り難いですね！
誰にお礼を言いますか？

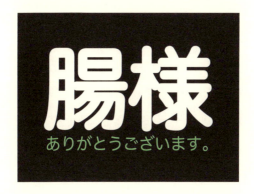

ちゃんと「様」をつけて、「ございます」もつけるんですよ。
　どのぐらいありがたいですか？

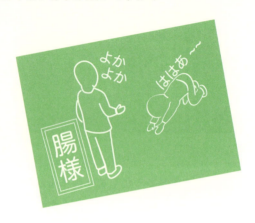

これぐらいですね！

　テレビでも「腸内フローラ」という文字を目にするようになりましたけれど、フローラはお花畑という意味で、腸内に住む菌の群生がお花畑さながらなのだそうです。腸内細菌を善玉菌で整腸し続けると、アレルギー予防、肥満予防、貧血予防、糖尿病予防、老化予防、血栓予防、がん免疫性向上などに役立つことが、解ってきたのでテレビ番組にも登場するようになりました。

第 9 章 うんちのはなし

ですから、

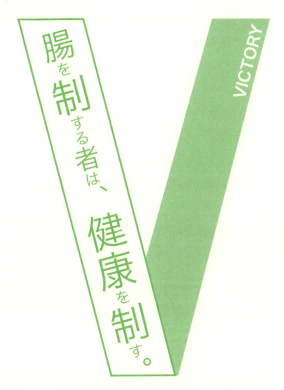

腸を制する者は、健康を制す。

VICTORY

と言っても過言ではありません。
　そもそも多くの病気は免疫の問題を抱えています。
　ともかく病気の方は整腸を続けることが大切ですね。

そして、腸内細菌の恩恵を羅列するとこうなります。


・人が分解できない栄養素を分解して消化を助けてくれる。

・吸収効率の悪いミネラルの吸収促進を助けてくれる。

・有害物質を分解、無害化してくれる。

・ビタミンB群の一部やビタミンKを作ってくれる。

・酵素、女性ホルモンの一部を作ってくれる。

・セロトニン（神経伝達物質の前駆体）を作ってくれる。

・乳酸菌が、乳酸を作ることで腸内環境が酸性となり、
　悪玉菌の繁殖を抑えてくれる。

・悪玉菌への攻撃物質を作ってくれる（O-157の活動
　も抑える）。

・免疫力の安定化に繋がりアレルギー症状が緩和される。

・NK活性（対がん免疫）が最低でも2倍に活性化する。

・腸の蠕動運動が活発となり、整腸作用が得られる。


こうなると、もう愛さずにはいられませんね？


## 愛でて愛でて育んでください。

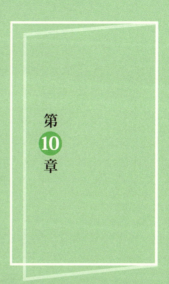

第10章

病いと心

第 10 章 病いと心

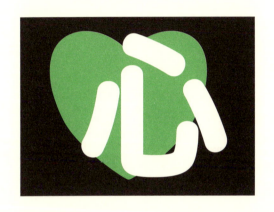

病いは気から、
体と心は繋がっている

## 病いは気から、体と心は繋がっている

このような言葉をよく耳にするようになりました。身体の仕組みから見ても、それはその通りなのでございます。しかし、病気で苦しんでいる方々へこれらの言葉はなかなか届きません。渦中にいるとそれどころではないからです。荒れ狂う嵐の中で晴天をイメージしろと言われても、無理なお話だと思います。

まず、ご自身の経験を思い出しましょう。心が乱れると、体が乱れます。好きな人へ告白したとき（されたとき）、人前で話をするとき、もの凄く腹が立ったとき、感動したとき、悲しいとき、これらの大きな喜怒哀楽の感情変化は、同時に体へ大きな変化をもたらしています。血圧や心拍、発汗や涙、めまいや手の震え、自分の意思とは無関係に自律神経が起こす現象です。

なんらかの原因でひどく心が乱れ続けた状態を「過度のストレス状態」と呼び、胃に穴が開くことさえあります。

そうさせないために必要なことは、心の穏やかさを得ることです。

第10章 病いと心

　では、心の平穏とはなんでしょうか。

　平穏のイメージする言葉は、平和や安らぎ、癒しなどです。これらはなんとも戦っていない状態です。これは自律神経の働きからすると、**副交感神経優位の状態**です。現に海外の研究報告では、ボランティアをした人としない人の死亡率を調べたところ、前者の方が死亡率は少なかったという結果があります。

　これらの調査結果が示すことは、なんと、人のために生きる喜びによって健康になる仕組みが我々の身体にはそなわっている、ということなのです。研究が進めば進むほど、他人を幸せにすることで自分が幸せになる仕組みが解明されていく不思議。これらのことは、まるで人類は「人のために生きなさい」と言われているかのようではありませんか。

　この「人のために生きる」という生き方は、**日本人の無意識に、根付いている美徳**なのです。ところが、私の見るところ、がんを患っている人は決して自己中心的とはいえません。それどころか自分を犠牲にして、会社や家族のために尽くしています。言い換えると、人のことは大切にしても、**自分を全く大切にしていない、むしろ自分をないがしろにしています。**

175

自己犠牲心が病気を癒すというのであれば、日本が、主要先進国におけるがんの死亡者数ダントツ1位ということは、どう考えたら良いのでしょうか。

**私が患者さんと会話してきて思うことは、**
**「自分を大切にしていないなぁ」ですが、**

**しかも**
**自覚がないのです。**

**まるで**
**自分を消しているかのようです。**

　自分を消して必死に「良い人」であろうとしている。だれかのために良い人であろうとしていることは、既に**自分の心と現実がずれている。**

　本心は自分の欲求を優先したいのに、現実には「犠牲心の美徳」がそれを許さない。**自分のエゴを消して偽りの平和をもたらすことで、心は歪んでいきます。**

第10章　病いと心

　この歪みが解消できずにいると、病いに繋がります。ストレスや葛藤が極端になると、ギャンブルやアルコール、薬物などに逃れたくもなります。

　ただ我々は、無意識にこの歪みを解消しようとしていますよね。例えば、旅行やスポーツ、カラオケなどの娯楽もそのひとつです。

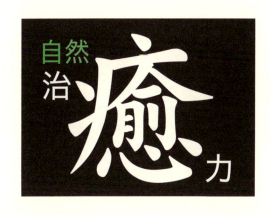

最近の私は森が好きでして、夏に恵那の山間の小さな滝へ行きました。川の水に素足をつけてボーッとする心地よさは時を忘れ、幸せこの上なしでした。また、長野県安曇野では、静かな森の中にたたずむ宿舎のテラスで感じる優しい木漏れ日、風にそよぐ葉のふれあう音、鳥のさえずり、遠くの小川のせせらぎ、季節を感じさせる虫の音、頬をなでるそよ風、この何もしない時間は至福でした。

　**帰りたくない！　もっとここにいたい！**
　そして、ハッと気づきました。

# 帰りたくない？
# 自分、満ち足りてないぞ！と。

　日々、幸せを感じて生きているつもりだったのですが、実は全然満ち足りていない自分に気づいたのです。いろいろな気づきを頂ける**自然の癒しの力は凄いなぁ**といつも思うのです。

第 10 章 病いと心

　皆さんは、どうしたら癒されますか？

　沖縄の海で楽しい仲間と海へ潜る、新宿２丁目でおねえと人生を語るなど、人それぞれに癒される状況は異なります。

　要するに、「どこで？」「誰と？」「なにを？」したら癒されるかを実践していくことです。これはですね、頭で考えても意味がありません。

　「あぁ〜〜、気持ちいい、楽しい、心地よい、美味しい」をやってみないと気づけないのです。

　この幸福感が身体に良い脳内物質を出し、脳が活性化され、自律神経が安定して、自己治癒力も高まっていくという仕組みを、オンにするわけですね。どうやってもいいので、オンにすれば病いから戻る方向となるでしょう。

　病いの程度が重ければ重いほど、病いに囚われてしまうのは仕方ないことだと思います。知らず知らずのうちに視野が狭くなってしまいます。

179

日常的に

とっても大切なことは、

幸せも不幸も

すべて自分が決めている

ということ。

それは、

認識の仕方で変わること

なのではないでしょうか？

第 10 章 病いと心

大病で悩んでいる人、勝手に諦めないでくださいね。

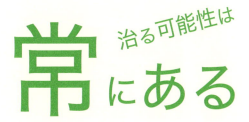
治る可能性は常にある

　泣きたいときは泣いていいんです。理不尽さに怒りを覚えたら怒っていいんです。駄目なら駄目でも仕方ないと開き直るのでもいいんです。封印して、抑圧することが健全とは言えませんからね。
「人に迷惑をかけないように生きなさい！」と日本人は、教えられて育ちますけれど、**人に迷惑をかけずに生きていくことは不可能ですから**、病気のときくらいは甘えちゃいましょうよ。そういう生き物なのですから**それで良いのです。**

ちょっとこれをご覧ください。講演会で人気のスライドです。これを出すと会場からクスクス笑いがおこります。

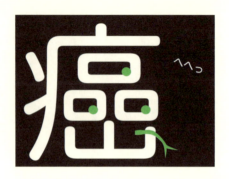

　改めて見ると、この文字だけでも死にそうな気分になりますね。「がん」という言葉が耳から入ってきても死にそうです。
　この「癌＝死」という構図は、長年の生活の中で叩きこまれていますので、私でも死を連想してしまいます。
　あ、ちなみに、「癌＝死」の構図は医学島の中でのお話だということをお忘れなきよう。

　ですから、死を連想できないことばに置きかえたらいいのでは？　という発想をした人がいます。

第 10 章 病いと心

例えばこれ。

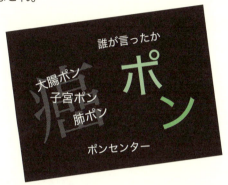

誰がいい始めたんでしょうねえ、凄く面白いです。実際に口に出して言ってみれば、面白さはもっと伝わります。

「東京の築地にある国立ポンセンターで大腸ポン検診を行ったところ、余命半年の末期ポンだと言われました」と。

どうでしょう？

講演会での臨場感は出ませんけれど、これを見せると会場の皆さんは大笑いしています。末期だというのに、なんの緊迫感もありませんよね。なぜでしょう？

それは「ポン」が死を連想できない言葉だからです。だからといって、初対面の人に「あなた肺ポンなんだって？」なんて言ってはいけません。喧嘩になるかもしれませんからね。気心の知れた人だけで共有してください。そして思わず笑ってしまったらどうなるのでしょうか。そう。笑うといいことがあるのです。

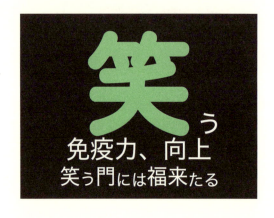

　笑うだけで免疫活性が上がってしまうのは、実にお得です。なんと言っても、ただですから。巷にも笑い健康法とか、ラフターヨーガなど、笑いを取り入れたセミナーやワークショップなども増えてきています。

第❿章 病いと心

　色々と申し上げてきましたが、大病の方には笑うのが
難しいのは存じています。以前、癌の相談に見えた方に、
心の在り方でも免疫力が変わることを理解していただい
た後、こんな会話がありました。


田中 「さあ、では実際に笑ってみましょうか」
患者 「えっ？　ここでですか？　今ですか？」
田中 「そう。はっはっはーーって、はい、やってみて」
患者 「いや、あの、、、（固まる）」
田中 「ほら、アゴ上げて、はっはっはー」
患者 「・・・で、できません！」


　そう。そう簡単にはできないんです。
　恥ずかしいとかではなく、あたまの中で解っていても、
腑に落ちていないのです。練習すれば簡単なのですが、
まだそんな気分にはなれない！ ですよね、きっと。が
んになったことのない私でも、その状態を想像すること
はできます。
　変な例えかもしれませんが、私はなぜか蜘蛛が大の苦
手です。苦手に理由はありません。幼い頃、古い家屋の
未水洗トイレに入り、さあ出すぞと構えたとき、扉に大

185

きな蜘蛛が張り付いていました。もう、恐怖で扉を開けるに開けられない絶望的な気持ちで、腕に登ってくるかもしれない恐怖と戦いながら扉をソーッと開け、下半身丸出しのまま走って逃げました。

　もし、そんな私に「大きな蜘蛛が背中に張り付いていますよ」と言われたら、「ああ、そうですか」にはなりません。「じっとして」と言われても「無理無理無理無理！」と、ギャーギャー騒いで暴れるでしょう。死ぬかもしれない恐怖を持たれている方と、こんな蜘蛛嫌いを一緒にされても困るでしょうが、「さあ、笑って」と言われても、そう簡単には笑えない!!

　少しずつ、少しずつ、笑えるようになるといいなと思います。

　これも最近の脳科学の研究から分かったことですが、口角を上げるだけで脳は笑っていると判断し、種々の脳内物質を出して治癒力を上げる方向となるのだそうです。なんと、脳を欺すことができるのです。口角を上げる簡便な方法は、棒を口にくわえるだけです。これで笑うことに近づけます。

　お試しになっては、いかがでしょうか。

第 10 章 病いと心

　逆転の発想で、逃げるから追いかけられてしまうのなら、最も恐くて嫌な「死」を学び尽くす方法もひとつです。
・がん克服者（がんサバイバー）の手記を読む。
・臨死体験を綴った本を読む。
・胎内記憶から生まれる前の状況を知る。
・仏教を学んでみる。
・偉人の名言集を読む。
など、死を学ぶことは生を学ぶことと同じだと気づくでしょう。
　そこからこの世を改めて見直してみると、新たな景色が見えるはずです。

## だいぶ、
## 心が緩んできましたか？

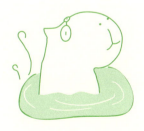

# 病気になってよかった

このことばを理解するために、
エピソードをいくつかご紹介します。
全て実際にご本人から伺ったお話＋αでございます。

第 ❿ 章　病いと心

## ①

病気にならなければ
自分を省みることがなかった
企業戦士のお話。

　来る日も来る日も残業で家に帰り着くのは日付け
が変わってから。家族が起きる前に会社へ出掛けて
行く毎日。
　子供に会うのは寝顔だけ。家族との約束は全く果
たせず、仕事と疲労のイライラから家族への八つ当
たりもあり、家族を顧みることもなく働き続けました。

　そんな時に発癌しました。一転して静かな入院生
活。死ぬかもしれない恐怖心、あんなに頑張ったの
に癌で死ぬのか……バカみたいな人生だった。
　その後の手術、放射線、抗がん剤に苦しむ日々に
も、家族はそっと寄り添いつづけました。三大療法
の効果はなく、なす術を失います。

189

そんな中で、苦しむ自分に対する家族の献身的な看病に心を打たれます。私は良いと思って仕事に没頭し、家族を養うためとはいえ、こんな素晴らしい家族をないがしろにしてきたのか。こんな自分と離婚もせずに、一緒に居てくれた妻。父親不在で子供がスクスク育ったのは妻の努力に他ならない。

　とめどなく溢れる家族への感謝の思いに圧倒されたそうです。病気にならなければ家族を顧みることがなかった。病気になってから初めて家族の愛を感じた。

　かけがえのない存在に気づけて良かった。


　癌にならなかったら、こんな素晴らしい家族の愛を知らずに死ぬとこだった。癌になって本当に良かった♪


　そこから病状は好転し始めたそうです。癌は消え、再発することなく、仕事優先から家族優先の生き方へ転換したそうです。

第 **10** 章 病いと心

## ②

　　　　　ある老夫婦のお話。


　子供たちが独立し、定年後の悠々自適な老後を過
ごそうとしていました。さあ、これから夫婦二人で、
という矢先に夫の癌が発覚します。


　医学的には手の施しようがない末期癌でした。な
す術なく余命半年の宣告を受け、打ちひしがれまし
た。その時にふと思ったそうです。癌は脳卒中や心
臓病のように「突然死」する病気ではない。

　まだ半年ある。そこで何をしたのかというと、貯
金をはたいて豪華客船による世界周遊クルーズへ夫
婦で旅立ちました。

　残された半年を夫婦ですこしでも長く過ごす、最
も有意義な方法だと考えたのです。夫は妻に言いま
した。一緒に旅を終えることはできないと思うが、
最後までよろしく、と。妻は無言で頷きました。

191

船旅の途中で亡くなった場合はその辺の海へ投げ込んでくれと頼みました。

　水平線から昇る輝かしい朝日に、空を真っ赤に染めながら沈む夕日。飽きることのない船内での催しの数々。初めて見る海外の美しい景色、はじめて触れる海外の文化に酔いしれる日々。

　そうこうする内に、日本に戻ってきてしまいました。余命まであとすこしなのに、体調がよくて死ぬ気がしない。帰国後に検査したところ、すべての癌が消えていたそうです。「楽しすぎて、死ぬのを忘れて帰ってきちゃいましたよ♪」と、楽しげにおっしゃったのが印象的でした。

　このような噂を聞いたことがあるけれど、実在するとは思わなかったので感動しました。

第 10 章 病いと心

## ③

31 年前、末期の腎臓癌が発覚した寺山心一翁さん
（これはご本人の手記を元にしているお話です）

　手術と放射線、抗がん剤治療を受けるも好転せず、主治医から見放され、自宅へ帰ることになりました。体は衰弱しきっていて、やがて家で死を迎えるんだなという思いもよぎっていたそうです。転移した肺の腫瘍あたりが、激しく痛み続けました。胸に手を当て苦しんでいました。

　その時、急に心臓の鼓動が手に感じられ、自分の心臓が愛おしくなったといいます。そこで思わず心臓へ、こんな言葉をかけていました。

**「心臓さん、本当にありがとう。今まで一度も止まったことがないんだね」**

　そして涙が溢れ出し、胃にも腸にも、手にも足にも言葉をかけたら、すべてが可愛く思え、愛おしくなったそうです。

そして、改めて胸の痛むところへ戻ったとき、突然こんなことを思ったそうです。

「そうだ、これは自分が作ってしまったんだ」

「体の声を聞かずに休むことなく働き続けた結果なんだ」

「そうか、これは自分の子どものようなものだ」

「愛おしい子どもなんだ」

「いままで気づかなくてごめんね」

「愛しているよ。ありがとう」

涙、涙だったそうです。


すると、だんだん痛みが和らいでいったので、それ以来、肺の痛みの部分に愛を送り続けました。そうすることで、自分自身を愛することができるようになり、さらに、支えてくれる妻、子供たちへの感謝が深くなったそうです。

この頃から体調がよくなり、気づけば癌は消えていました。この方はまもなく80歳ですが今も日本と海外で精力的に活躍されています。

第10章 病いと心

　他にも、永平寺の修行僧と同じ生活をして末期がんから戻られた方もおられました。ありとあらゆる方法で、様々な病気から健康へ戻られる方と会いました。

　この方々に共通していることは、病気をきっかけとして人生の舵を大きくきったことにより、様々な気づきを得ていることです。顧みなかった家族愛の深さを知り、死を受け入れた船旅で人生を楽しみ、全く意識したことのない心臓の鼓動を愛おしく想う、この３つのエピソードの主役たちは、「感謝を知るために発病したのかもしれない」と口を揃えておっしゃいました。

　自然治癒力は本当に不思議です。見返りを求めない奉仕活動が死亡率を下げたり、他人の喜びを享受することでがん細胞が元に戻ったり、笑いや思いやりが免疫力を上げたりするお話をしてきました。それは、人類はそのように生きなさいという啓示のようでもあります。しかしこのことは、他人のために犠牲になりなさいということではありません。先ずは自分が、日々の生活を幸せに生きることです。

195

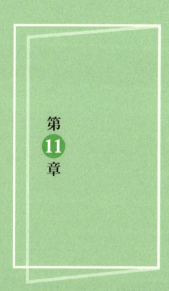

# 第11章

# 医師の尊厳

第11章　医師の尊厳

　1965年に公開された「赤ひげ」という映画では、成長していく医師と貧しい暮らしの中で生きる人々との人間愛が描かれていました。私が持っていた医師の理想像である「赤ひげ」の話を書こうとしたら、「あっ、親父のことだ！」と思いました。父親は眼科の開業医をしていました。昭和2年生まれの父はご多分に漏れず頑固親父で、私が何か悪いことをすれば暗い診察室に呼び出し、激しい雷を落とす恐怖の大王でした。家に帰ったときには必ず父親に挨拶をしなければならない家訓がありましたが、いつ帰っても患者さんを怒鳴り散らす声が聞こえてきます。恐る恐るそっとドアの隙間から覗くと鬼の形相でにらみつけられました。

　当時は患者さんを怒鳴り散らすとんでもない人だと思っていたのですが、常に診察まで3時間待ちにもかかわらず、待合室は患者さんで溢れかえり、外まで並んでいたものでした。小学生だった私は実に不思議に思い、ある患者さんに「どうしてあんなに毎回怒鳴られるのに来るの？」と聞いてみました。すると、患者さんは「真剣に私のことを心配してくれるからなのよ」と答えてくれました。私自身は雷親父に怒鳴られるのが大嫌いなので、怒られに来るなんてわけが分からず、全く腑に落ちませ

199

んでした。この出来事は、長いこと１つの疑問になっていました。私はその答えを無意識に探していたのかもしれません。**父の叱責は、患者さんの人生に寄り添った深い愛だった**と気づくには長い時間を要しました。

　現代医療で患者さんが恐れるのは、ドクハラ（ドクター・ハラスメント）です。ドクハラとは、患者の心にトラウマを残すような暴言や態度などを指します。相談に来られる方々も、よくこのようなドクハラの話をなさいます。質問するだけで不機嫌になったり、素人のくせに口出しするなと怒る。私の言うことを信じられないなら他へ行けばいいと突き放す。まるで子供のような態度です。つまり、**大人として自立していない医者なのです。**

　なぜ、このような医者が多くなったのでしょう。それは、医者としての尊厳が失われたからではないでしょうか。**医者が自己の尊厳に向き合っていなければ、患者さんの尊厳にも向き合うことはできません。**今の私には分かります。

　尊厳が持てなくなった理由のひとつは、**治療ガイドライン**に縛られていることがあると思います。同時に、そのルールに守られてもいるのです。守られると人間は弱

第11章 医師の尊厳

くなります。人間が弱くなると、言いたいことを言った
り、したいことができなくなります。

つまり、

ひとりひとりの医師としての創造力を失う

のです。

創造力を失うということは、個々の尊厳を失うことにな
るのではないでしょうか。父の時代には、そういう意味
で制限が緩かったので、**創造力が発揮できたのだ**と思い
ます。

　私もかつて治療ガイドラインというルールの中に守
られて医療を行っていましたが、その内、このルールが
窮屈で堪らなくなっていきました。

　そんなある日、後頭蓋窩のくも膜下出血の患者さんが
搬入されたときのことです。VA-PICA\*の大きな動脈瘤
（約10mm大）が確認されました。再破裂率の高い動
脈瘤であっても、治療ガイドラインでは2週間待機でし
た。実は、過去に担当した同様の患者さん全員が、動脈
瘤の再出血で亡くなっていたのです。ガイドラインを守
っていたら、きっとこの患者さんは死んでしまうと思い
ました。この人を救うにはルールを破り、難易度の高い
手術を緊急で行わなければなりません。とても悩みまし

＊ VA-PICA…椎骨後下小脳動脈分岐部動脈瘤

201

た。ルールを破るのは恐いし、死なれてしまうのも恐い。悩みに悩んで、ご家族へ正直に話したところ、手術をして欲しいと言われました。意を決して翌朝の一番に手術予定を組み、準備万端を整えて手術を行い、長時間に及ぶ手術で動脈瘤にクリップを掛けることができました。命を預かる責任感と、命を救いたいという使命感と、術中破裂や術後に後遺症を起こす恐怖と、ルールを破ったことへの罪悪感とが激しく入り交じり、手術が成功したときには精根が尽き果てていました。結果として患者さんは一切の後遺障害がなく、今もお元気で社会貢献活動をされています。運がよかったのだともいえますが、ガイドラインが全てではないと実感した経験でした。

　**治療ガイドラインで守られるということは、同時に逸脱もできないジレンマが生じる**のです。医療の問題点に気づけば気づくほどに、医療が患者さんの幸せに繋がるとは限らないと思うようになり、医療がおかしいと思うに至ったエピソードは既に書きました。このジレンマから解放されるためには、自分の意思を封印してルールに従うか、そのルールから外れるしかありません。しかし、ルールから外れることは現代医療との決別を意味していました。その選択は、生きるか死ぬかのような究極の選

第11章 医師の尊厳

択のように感じたのです。苦悩の末、最終的に私は医学島から外に出る道を選んだことにより、本当の自分の意思や思いを貫けるようになったのです。今、ひとりの医師として患者さんの人生に向き合い、人生の尊厳を回復する手助けをしています。それによって、私自身の医師としての尊厳が再び構築され続けています。

では、なぜ**医師が尊厳を持てない医療が主流**になってしまったのでしょうか。第二次世界大戦で、医師不足を補う為に医学部が新設され、高度経済成長期に合わせて病院建設も増えていきました。現代医学が進歩するにつれ、国民の健康を守るのは医師であるという権威が増していき、いつしか**医療絶対主義**となっていったように思います。それと同時に、医者が儲かるシステムが構築されていきました。「医者＝金持ち」という図式はこうしてできあがります。

また、科学的根拠が重要視され、その当時に確立された**現代医学の概念以外は偽医学**となっていきます。各学会がガイドラインを作り、そこからはみ出して医療を営むことが難しくなりました。ひとりひとりの医師の

個性や力量を生かした医療は影を潜め、その結果、赤ひげが存在できなくなったように思います。家で亡くなることが当然であった戦前とは異なり、病院で延命治療を施されながら最期を迎えなければならなくなりました。結果的に、患者さんの尊厳は失われてきました。

　収入と権威が増せば目指す人も増えるため、医学部の偏差値はどんどんと上がっていきます。すると、医学を志す気のない成績優秀者が医学部を薦められる事態となり、**志なき医者の増加に拍車をかけていく**、そんな気がしてなりません。

第11章 医師の尊厳

医師のみなさん、

## なんのために医者を目指しましたか？

人として、

医者として、

一点の曇りもなく、

本当に現状に満足していますか？

何かを諦めてはいませんか？

自分に嘘をついてはいませんか？

本当にそれでいいのですか？

　大学病院では、教育・研究・臨床の3本柱の全てを磨き続けなければなりませんし、ヒエラルキーの世界で戦々恐々となり、論文を1つでも多く書き、学会で発表を余儀なくされ、なんだか分からない派閥争いに巻き込まれたり、逆に派閥へ取り入ったり、いつ帰れるかも分からない日々の連続に、いつ呼び出されるかも分からない緊張の休日、子どもは寝顔しか見られない生活に、家族を養う重責、失敗の許されない医療現場、地方へ飛ばされるかもしれない恐怖、ついには地方へ飛ばされる失意、等々たいへんです。

205

大学ではなくとも、忙しい勤務医は年齢を重ねて行くと体力的な限界を感じ始め、二択を迫られます。ヒエラルキーのトップを目指すか、開業をするか。部長職まで行けば定年退職まで勤務はできるでしょうが、その先を考えると悩みます。死ぬまで働くことはできますが、こんなに潰しがきかない職種はありません。頑張れば頑張るほど、現代医学に限界を感じることも増えていくはずです。

今、満足しているなら良いのです。しかし、打破できない閉塞感を打ち破らんと研究や臨床に力を注ぎ、疲れ果ててはいませんか？　そんなことを言ったって仕方のないことだと、諦めてはいませんか？

私は、決して今の医療をサッサと捨てて、新しい人生を歩もうと誘っているわけではありません。そのままで構わないのです。お持ちの認識を、ほんの少し変えるだけでいいのです。

**患者さんの願いは元の健康体に戻りたい、その一心です。**

かつての私は、閉塞感の中で闇雲に日々の診療を行っていたことは書きました。たまたま医療崩壊をきっかけとして心神喪失となり、休息を余儀なくされました。

第 11 章 医師の尊厳

　居候させていただいたクリニックでは、時間的余裕が十分だったので、そこで初めて患者さんの本音に触れることができたのです。それは驚きました。

## こんな想いで受診していたのか！

　なんでちゃんと言わなかったんだ？　違います！　言えなかったのです。多くの患者さんが感じている医者への不満は、話を聞いてくれないことです。自分のことを解ってもらいたいのに、下手に質問をすると怒られるので、本当のことを主治医に言えなくなっているのです。立場も下だと感じていますし、医者に嫌われたらこの世の終わりのように考えている人も少なくありません。命を人質に取られているからと、言われるがままにしている人もいます。

　これらのことは、日常の慌ただしい診療では知り得ないことでした。先ず、患者さんが本音で話ができる雰囲気作りから始めましょう。態度も高圧的にならず、直ぐに口を挟まず、ただただ傾聴してください。ありのままの患者さんの人生に触れてほしいのです。

207

では、ありのままの患者さんの人生に触れるとはどういうことなのか？

　私がどのように患者さんの人生に触れているか、具体的に示して欲しいと要望がありました。一例ではありますが、患者さんの了解を頂きましたので、ここに書いてみます。

**《ある相談者との対話です》**

　２年前に手術を行った卵巣癌の女性（４９歳）のお話です。卵巣癌の手術時に見つかっていた鼠径部のしこりは、５回目の抗がん剤で縮小しました。しかし、副作用に体が悲鳴を上げ、抗がん剤治療は中断することになりました。その後、鼠径部のしこりは再び大きくなっていったので、代替医療をいろいろと試しましたが、一進一退を繰り返しました。

　「こんなに頑張っているのに、どうしてよくならないのだろう」という不安と抗がん剤治療のトラウマがありました。その後も不安は解消されず、知人を介して私の所への相談となりました。

第 11 章　医師の尊厳

《最初に頂いた相談メールより》

以前お話をさせていただいたことのある卵巣癌だったものです。おととし卵巣癌の手術をしました。ガンの時にあった鼠蹊部のしこり。これは PET 検査では何かわからなかったのですがとりあえず抗がん剤で消えたのですが、5 回目の抗がん剤が終わり、きついので断った後すぐに戻ってきた鼠蹊部のしこり。ずっとスーパーボール大だったのですが、骨盤がゆがんでいたためずっと整体や指圧にかかって抗がん剤からの体力復活に精を出していました。昨年の秋頃から時々骨盤矯正などするとしこりが腫れたりして、ビワの葉を貼っておくと腫れが引いたり、38 度くらいの熱が出たときもしこりが腫れたり、2 月頃は時々ツーンと痛むこともあったのですが、指圧をする先生も笑いながらガンじゃない。○○整体の先生も筋腫のようなものだと思う。。と先日勉強会に出たがん」ンベンションでサプリの話をする先生もこれ筋腫よ。。とのんびりとホメオパシーにかかっていたのですが、先日 Nitac などが処方され飲んだらポコっとしこりがまた一つ飛び出し、内心は不安。。のようで、でもどこの病院に行けば良いかわからない。△△さんは腰回りが冷えてるんだろう。と□□病院は予約をキャンセルして以来もうずっと行っておらず、また抗がん剤のトラウマから行く勇気が出ない。。　こんなわたし、どうしたら良いか。。友人がサイマチューンと言う器械を取り入れたサロンをしているので音で今治療はしてもらっています。音を入れた後高熱が出たらガンの可能性が高いと言われましたが出ませんでした。お医者さんが相談に乗ってくださり、いろいろな方法を受け入れて様子を見てくれれば決してお医者さんは嫌でないと言うよりやはりお医者さんと話すことが一番安心します。△△さんに伺ったら田中先生が電話相談をしていらっしゃると伺ったので連絡してみようと思いました。

※原文のまま、掲載しました。

209

《電話相談でお伝えしたこと》

「頂いたメールと、今お話を伺ってみて思ったのですが、今の貴方はがんを治すことが人生の目的になってやしませんか？」

「そうーですねえ」

「はい、なってますよね。それで本当に幸せですか？」

「・・・」

「貴方のこの世での役割はなんだと思いますか？　なにができると思いますか？」

「分かりません」

「分からない、ですか。ふむふむ・・・
では何が不安なのでしょうかねー？」

「死ぬのが怖いんですかねぇ。これだけいろいろな自然療法を実践しているのに、病気が良くならないものですから・・・」

「ですよね。まずは、解決策を外にだけ求めているからではないかと思うのです。これだけやったら病気は治るはず、という前提を作っていませんか？　例えば、勉強さえすれば受験に合格するという前提は受験生に当てはまりますか？」

第 11 章 医師の尊厳

「当てはまらないですねえ」

「そうですよね。解決策は自分の中にあるということに気づかなければと思いますよ・・・
あと、いろいろな療法をしてもよくならない自分にダメだしをしていませんか？」

「ああ、しているかもしれませんね」

「そう、していますよね。死の不安を解消する方法として、死について学んでいる人の話を聴くとか、臨死体験をされた方の本を読むのも１つの方法だと思います。仏教の僧侶なら生と死を越えるための研鑽を日夜していますからね、いろいろ学べると思いますよ。漠然としていた『死』というものの輪郭でも分かれば不安は減ると思うのです。『暗がり』とか『未知なるもの』は漠然としているから恐怖は増すでしょう？ 明るくなったり、正体が分かれば不安は減ると思いませんか？ だから『死』から逃げるのではなく、いっそのこと向き合いましょうよ。どうせ逃げることは誰にもできないんですからね。向き合うと恐くないかもしれませんし、恐くなくなったら今の不安はかなり解消されるんじゃないですか？」

「そうですね、そうしてみます。○○さんも講演でお話しなさってましたよね」

211

「ですよね、はい。死の恐怖が減れば、今に目を向けられるでしょう？」

「はい」

「では、いつ死んでもいい生き方をしていますか？　自分の心の奥底にある魂はなんと言っていますか？」

「踊りたい！　って言ってますね。私、小学校の頃にバレエを習っていましたが、ずっとやめていたんです。でも最近、やっぱり踊りたいという気持ちが強くなってきました」

「なるほど、では、その自我の欲求を満たしていますか？」

「子供の受験があるので我慢しているんです。１１歳の子供がいるものですから」

「本当ですか？　ダンス教室や発表会で頑張るママの姿は見せられないのですか？　もしかしたら癌という病気で思ったよりも早く死ぬかもしれないママだという吐露を家族にしても『ママ！　そんなこと言わずに僕を見てよ！』って言うと思いますか？」

「・・・思わないです」

「そうですよねえ、思わないですよね、分かっているじゃないですか！　なんで家族に遠慮して踊ることを我慢しているのですか？　ただでさえ短いこの世の時間なの

に、そんな暇はないのではありませんか？　閉店間際の
店でボケッとしている場合じゃないでしょ？　では、貴
方のこの世の役割はなんだと思いますか？」

「分からないです・・・」

「本当ですか？　では、今の貴方に何ができると思いま
すか？」

「分からないですね・・・」

「ならば、もし卵巣癌で転移しているかもしれない人が
ダンスに打ち込んでいる姿をブログに書いたとして、同
じような病気の人が見たとしたら『アホじゃね？』って
思われるでしょうか？」

「思いません・・・ね」

「そうですよね。なんと思われると思いますか？　そう、
もし貴方がそのような人の手記を読んだら『すごい！』
って思うでしょ？」

「思います」

「なんだ、分かっているじゃないですか。その姿は同じ
病気の人に何をもたらしますか？」

「励みや勇気ですよねえ」

「ですよね。自分の心の叫びに従って行動したことを書
くだけで同じ病気の人に勇気を与えられるとしたらすご

くないですか？　それって、貴方にしかできない１つの
役割ではありませんか？　がんの経験がない私には絶対
にできないことですし、私から見てもすごいと思う。勇
気を与えられますよ」

**「そうですよねぇ」**

「家族や他人のために生きるのも素晴らしい日本人らし
い美徳ですが、この状況なのですから、もっと我欲をだ
してもいいんじゃないですか？」

**「・・・」**

「家族のために生きるにしても、まずは自分がオッケー
じゃなければ、自分が満たされていなければ、本当の意
味で他者を幸せにはできないと思うのです。だからとい
って、全ての人が我欲だけで行動したら社会は崩壊しま
すけどね、でも今の貴方なら十分に許されると思います
よ・・・

スティーブ・ジョブズが末期癌になってから、今日１日
しかないと思って生きなさいと言ってましたが、貴方は
どう思いますか？」

**「・・・」**

「心の底から『もう、今夜死んでもいいわ』と思えるく
らい真剣に今日という１日を生ききって欲しいんですよ

214

ねー。いくらセミナーに参加して健康や死を学んだとしても、あたまの中で理解しただけでは**知ってるつもり**のままで、腑に落ちてはいきませんよ。だって、腑に落ちていたら不安になるはずがないじゃないですか。どう思いますか？」

**「そうですよねぇ」**

「今いろいろ言ったことを『心の底から実感』できるかどうかが大切です。いろいろ質問をしましたが、なんだかんだ全て答えられたでしょう？　だから、答えは最初から貴方の中にあったのです。あとは、自分の心の叫びに耳を傾け、自分のことを許し、自分を愛し、自分の心を満タンにしてから他者のことを考えましょうよ」

**「そうですね、私はこんなに頑張っているのに神様はこれ以上何に気づけっていうのか？　と思っていました」**

「少しでもなにか気づけそうですか？」

**「はい！」**

「そう、それは良かったです♪　やりたいことと、やるべきことは見えてきましたか？」

**「はい、見えてきました！　ありがとうございます！」**

「そうですか、そうおっしゃっていただければ幸いです。とても嬉しいです」

### 「あー、なんか分かってきました〜、今日はお話しできてよかったです」

　この生のやり取りを読んで、驚かれた方もおられるかもしれません。いきなりなんの前触れもなくズカズカと人の心に土足で上がるわけではありません。人の心はそう簡単に変わるものではありませんし、正論を突きつけたところで反発を喰らうだけです。常に核心に切り込むタイミングを図りながら、外堀から確実に埋めて会話を進めていきます。

　私が最も大切にしていることのひとつは、「その人が無意識に最も引っかかっているところは何なのか？」を探り出すことです。その引っかかりによって、その人は一歩も動けない状態になっているからです。

　もうひとつは、その状態から抜ける大きなエネルギーとなる「自分の魂の叫び」に気づいてもらうことです。それを本人の口から、敢えて言わせます。一度出ればどんどん引きずり出し、目の前に突きつければ、もう本当の自分の心に気づくしかなくなります。魂が揺さぶられ、本当の自分に気づけば、あとは変わらざるを得ないのです。翌日のメールに、その変化は現れています。

第 **11** 章 医師の尊厳

《相談翌日のメールより》

メール掲載許可を求めたことへの返信

おはようございます。先生、嬉しいです。是非使ってください。
名前や内容に何も差し障りありません。本名でも全然構いません。
今朝、今週土曜日にあるＲさん（Ｔ先生とお知り合いだと思います。
偶然ですが）のナチュロというインドのダンスに参加、迷ってた
けど行くことにしました。月曜日はＳくんのセミナー、これも迷
っていましたが、いつかわたしも一緒に歌いたい（ボーカルを習
ってるので）とついはずみでＳくんに言ったことがあるので行っ
てきます！　でもまずは今日から YouTube で見ながら家で踊っち
ゃおうと思います。
以前はよくしてたけど、ちょっと不安になったり家のことで忙し
くなったような気がして最近は気持ちがしこり。。へ向いていたみ
たいです。
受験勉強頑張ったのに。。。という表現はぴったりですね。笑って
しまいました。先生とお話しできて昨晩本当に良かったです。あ
りがとうございます。そしてこの文章を文章にしてくださったこ
とがわたし、また読むことができて本当に嬉しいです。
ありがとうございます。
今日から先生は出張ですね。
またお会いできる日を楽しみにしています。

※原文のまま、掲載しました。

217

## 私が勝手に設定した対話の最終目標

私は、出会った患者さんに笑顔で家に帰ってもらいたいのです。患者さんの中のこだわりが解けた瞬間は、見ていて直ぐに分かるものです。うなだれていた顔が急に上がり、表情がパッと明るくなるのです。電話だけのときは、声のトーンが変わります。

キタ━━━━━ (ﾟ∀ﾟ) ━━━━━ !!

私は、この瞬間がたまらなく好きなのです。

この快感を、ひとりでも多くの医師と患者の皆さんに味わって欲しいです。

患者さんが帰るときの晴れやかな表情で、「今日は来て本当に良かったです♫」というひと言は、私の心を満たします。

話を聴き、檄を飛ばし、
共に泣き、喜びに気づき、
笑顔でお帰りいただく、
そんな関係性を体験してみたくはありませんか？

第11章 医師の尊厳

## 今のわたしに至る話

　私が医学部を卒業したのは昭和60年（1985年）です。前期研修医（眼科、外科、脳神経外科、救命救急）を2年、後期研修医の3年間はバリバリの脳神経外科医として働き、その後は大磯と浜松へ短期出向いたしました。その間の昭和64年（平成元年；1989年）に大学病院で博士論文の研究を始めました。

　大学で博士になるには大学院へ進む「甲」と、一般の「乙」の2通りがあります。同期の3名全員が大学院進学を希望し、なぜか私だけが落とされました。理由を聞いても返事はしてもらえず、ひどく落ち込んだものです。一般の「乙」の条件として、英独仏から2カ国語の語学試験に合格する必要がありました。第2外国語のドイツ語は超簡単だと聞いていまして、受験条件を熟読したところ英語が必須とは書いてなかったため、試しに独仏の2カ国語で申請してみると、なんと通過したではありませんか。辞書持ち込み可であったため、ひたすら辞書を引く練習を重ね、無事に合格できました。後日、教授に呼ばれ、「やりやがったな～、こっのやろう！！　独仏を選んだ奴は過去に誰もいなかったから盲点だった！

219

くっそー、なんてことをするんだ！！」と怒鳴られ、「だって、英語が必須なんて、どこにも書いてなかったし、審査も通ったじゃないですか！？」と反論するも怒られる。そして、翌年から「英語は必須」という条項が加わったのは言うまでもありません。私は独仏で合格した最初で最後の歴史的人物となったのです。

　学位論文は悪性脳腫瘍の薬剤耐性に関する遺伝子解析と免疫電子顕微鏡を組みあわせたもので、病棟業務をやりながらの研究は困難を極めました。首からタイマーをぶら下げて、試薬と反応させている時間に病棟へ行き、タイマーが鳴ると実験室へ戻り、また病棟へ行き、実験室へ戻ることを延々と繰り返していました。一度は試薬を反応させたまま手術へなだれ込むことになり、反応時間オーバーで実験室の親方に「実験を馬鹿にするな！」と怒鳴られ、全部捨てられたこともありました。泣きながら夜中にやり直したものです。

　遺伝子解析はおんぶに抱っこで、ようやく得られたデータで論文を書くことになりました。英論文を書いたところ「何が書いてあるかさっぱり分からないから日本語

第**11**章 医師の尊厳

で書いて」と突き返されるも、なんとか論文掲載ができ、学位審査会にも合格して、晴れて平成6年（1994年）に医学博士となりました。

同時期に脳神経外科専門医の試験も受け続け、学位と同じ年に専門医となりました。この受験回数が5回目という歴代受験回数最多記録保持者の栄誉は、未だに破られていないらしいです。この頃はどうやって過ごしていたのかさっぱり思い出せませんが、この1994年は想い出の深い年となりました。

更なる研究の継続を希望したのですが、沼津へ出向を命ぜられてしまいました。大学へ戻れない出向続きの人は「サテライター」と呼ばれますが、結局は退職届を強制的に書かされ、そのまま平成9年（1997年）に横浜への出向を命ぜられ、大学と縁が切れたことにかなり凹みました。心機一転、横浜での仕事は外来、病棟、救急、事務、当直、手術などの日々で忙しかったですが、充実した日々でもありました。

この4年間の間にEM（Effective Microorganisms）との衝撃的な出会いをきっかけに、医療行為のやり過ぎ

221

が問題なのでは？　と気づき、必要最低限しか薬剤を使わず見守る医療を行うようになりました。

　横浜の大学病院勤務4年目くらいのとき、後に引退を決意することとなる手術（p.201 参照）をします。

　手術をしない脳外科医に居場所はないと思い、平成13年（2001年）から厚木の病院で内科医として4年間、勤務をしました。すると、以前の横浜の勤務先から、手術をしなくていいから戻らないか？　というお誘いを受け、それならと平成17年（2005年）に再就職しました。

　手術から離れた医療を行っている内に、なぜこんなに脳卒中の人が搬入され続けるのだろうか？　という疑問から患者さんの状態を把握すると、生活習慣病満載の人ばかりだということに気づきました。なるほど、生活習慣病をなんとかできれば脳卒中の人は減るし、自分も楽になるではないかという結論に至りました。

　生活習慣病はどのように改善すべきなのかを学び始めると、薬剤でのコントロールしかできない現代医療に疑問を感じるようになりました。根本解決の方法は医学にはないという事実に直面することになります。

第⓫章 医師の尊厳

「自分のやりたい医療はこれではない！」という気持
ちがどんどんと強くなっていきました。

そこに平成20年（2008年）に医師が1人退職し、
3人で救急病院を回す事態に陥り、激化する勤務、やり
たくない医療をやらなければならないストレス、本当に
やりたい医療への希望とのギャップから心神喪失とな
り、半うつ病＋パニック障害を引き起こしました。死ぬ
ことばかりを考える日々に、抗不安薬と睡眠導入剤にま
みれ、ヘロヘロボロボロな状態でした。

そんな時、後輩とEMの皆さんが救いの手を差し伸
べてくれたため、清水の舞台から飛び降りる大英断とし
て退職届を理事長へ提出しました。すると、「あ、そう」
と軽く退職届を受け取られ、あっさりとした幕引きに呆
然としたものです。

「ああ、自分は既に不要な存在だったのか」と理解し、
この世に必要のない存在だという絶望感に浸りつつ、退
職後も抗不安薬と睡眠導入剤は止められず、救急車の幻
聴が聞こえる状態が続きました。薬から離脱して幻聴が
なくなるのに、後輩のところへの居候が始まってから半

223

年ほどを要しました。

　EM について学び始めたのは後輩が先で、それに引きずられるように学び始めました。農作物や自然環境など活用範囲は広く、健康にも結びつくということで講演依頼が入るようになりました。当初は後輩と交代で講演会を行っていたのですが、講演慣れするにつれ、それぞれが独自色を出すようになります。私は居候状態からさらなる発展をと考え、膝を突き合わせて知識を深める座談会形式を提案しました。それが採択され、現在の全国講演活動に発展していったのです。

　2017 年現在、講演活動を始めてから 9 年目、講演回数は 700 回に迫ります。

　多くの皆さまから「楽しくて、分かりやすい」という評判を頂きました。

「どこでしゃべり方を学んだの？」

「スライドは自分で作っているの？」

「先生、吉本新喜劇よりも面白いけど、なんでなの？」

　などという質問まで頂くようになりました。

　私としましては、誰もが分かる例えを使い、解り易い

第11章 医師の尊厳

言葉で愉しんでいただけるように心掛けてはいますがそのほとんどは、その時、湧いてくるものなのです。
いろいろな人との御縁と応援を頂いたおかげで今があります。本当にありがたいことです。

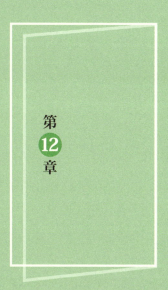

# 第12章

# 新たな医療のビジョン

第12章　新たな医療のビジョン

　現代医学にはない世界観に触れることで、心の扉は開き始めました。

　実はわたし、以前は「べきべき人間」でした。医者は〇〇であるべき、父とは〇〇であるべき、夫とは〇〇であるべき、なんでも「べき」でした。そこに気づいた最初の大きなきっかけは、三重県の山荘で行われた２泊３日の特別スクール（現：わらしべスクール）への参加でした。本当の自分を知る合宿に参加したことは、とても大きな転換点となったのです。よくぞ、ここまで「べき」を背負い込んでいたなと気づいたので、たくさんの荷物を降ろすことができました。この世に存在する意味が明確になると、人生の中で太い基軸が入り、ちょっとやそっとの問題では揺るがなくなります。

　更にホメオパシーを学んでからは、人の話を聴ききるだけでも病状が好転する経験をしました。死生観や量子力学、人間学や心理学、『密教誕生』など、たくさんの書物に触れ、目に見えない世界観がどんどんと広がりました。学べば学ぶほどに視野は広がり、現代医学がとても狭い価値観の中だけに留まっていることに気づきました。私はそれを「医学島」と表現していますが、我ながら実に言い得て妙だと思います。

229

また、いろいろな自然療法も見聞きしてきました。よくもまあ、これだけ種類があるものだと感心しますが、一度でも心の扉が開いてしまうと、今まで見えていた景色が違って見えるようになります。偽医学としか思えなかったものが、実に奥深い世界観をもって見えるのです。

　例えば、ホメオパシーで使われるレメディーに物質は存在しないにもかかわらず、効果が現れる。動物や赤ちゃんにも効果があるため、プラシーボ効果以外の何かがあるはずです。薬効成分のないものに効果があるなんて怪しい。しかし、量子力学的な観点から見ると、実に理に適っている。

　量子力学的と言えば、波動測定器なるものもあるのです。知り合いの医師は IMEDIS という共鳴療法システムを医療に取り入れています。

　これ、医療機器なので医師しか買うことができないそうです。このような機械によって、医師が現代医学の枠を少しでも越えられれば、より多くの問題が解決するのではないかと思えてなりません。

　勘違いのないように申しますが、医療現場で医者が霊気を行い、看護師がアロマセラピーをすべきだと言っているわけではありません。決して現代医学を否定しよう

としている訳でもなく、**ただ「役割」を尊重したいと思うのです。** 医学界と外界の両方を知ることにより、逆に医学の本当の役割が見えてきたのです。現代医療の**「対処という役割」**が分かれば、もっと日本の医療は良い方向へ変わるはずです。先ずは概念だけで構いませんので、現代医学以外の見聞を広げ、少し認めていただきたい。それで医者としての権威が揺らぐことはありません。むしろ逆です。

　私は見聞を広げたことにより、自分自身を認めることができ、結果的に救われました。

　ですから、今度は私のこの経験を誰かと分かち合うことだと思います。

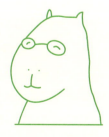

病気をお持ちの方は、心の在り方が身体を、人生を、大きく左右します。

新しい何かに気づくことは、意識の次元が変わることだと思います。険しいうっそうとした山道から、突如として美しい草原が広がるかのようです。

**この病気はなんとかなるかもしれない**、その希望の光は簡単に消えません。

さらに**「死」というものを受け入れる**ことができれば、たとえ短い寿命であったとしても、最後まで迷いなくご自身の人生を歩めるようになるようです。病いによって患者さん自身が学び、その手助けを医師がする。

それは、

## 自立すること
## 自分の足で歩むこと

自立とは、自らの意思で歩んでいくことです。
「先生、助けてください！」という人任せの方は、健康も人生も人任せになりがちです。
「歩きにくいならば、貴方の杖になりましょう」それが現代医療の役割です。

大切なことは、**手段ではなく関わり方**なのです。

第**12**章 新たな医療のビジョン

　そのためにも医師と患者の双方に、知識と理解、意志の力が不可欠となります。外から入れた概念は忘れ易いですが、自ら気づいたことは忘れません。

　**自立とは、内在する自分の力に気づくこと**なのです。自分の可能性を新たに見いだすことなのです。

**そもそも**
**病気とはなんなのか、症状とはなんのためにあるのか、**
**逆に健康とはいったいなんなのか。**

**現代医療とはどんなもので、**
**どこまで信じられるものなのか。**
**検査データをどう捉えたらよいのか。**

**患者としての想いと、主治医の治療方針の考えに隔たり**
**があったらどうしたらよいのか。**

**この先に、どんな選択肢があるのか。**
**身体の仕組みとはどのようなものなのか。**
**内にある自然治癒力をどう上げていくのか。**

**生きることとは、いったいなんなのか。**
**この世に生まれてきた意図はなんなのか。**

**死ぬということがどういうことなのか。**

これらのことが腑に落ちたとき、患者さんは自らの意志で人生の方向性を決め、歩みを始めます。医師にできることは医療の指南と技術サポートです。


**私の夢は、医者が失業してしまうほど
人々が健康に暮らす世界を築くことです。**

夢なので、大きくていいのです。


　無駄な医療を受けないような指導を行い、必要な医療に関しては十分に理解できるように説明します。本当に必要不可欠な投薬だけにして、安易に精神科送りにするのはやめます。本書にもあるように、自然治癒力を向上させる生活指導を行いましょう。すると、結果的に医者は激務から解放され、余裕のある医療を提供でき、愛される医療機関となり、国民の医療費は下がるでしょう。医療費が下がれば保険料を下げることも可能となれば、人々の暮らしも楽になります。

第12章　新たな医療のビジョン

　今の私が医師として行っていることは、医学界と世間との認識の距離を縮めることです。それが健全な医療の恩恵を患者さんが享受できる近道なのだと信じ、それをブログや Facebook に書き連ねてきました。全国で講演を行い、書籍を出版し、ホームページも開設し、微力ではありますが私なりに頑張ってきました。

　特に講演会はリアルタイムに皆様の反応を感じることができるので、そのライブ感が楽しいのです。この Call & Response は、自分のやりがいに繋がっています。更に講演会のあと、モヤモヤがスッキリした、自分の歩んだ道は正しいと確信した、聞いたことを実践して体調や病状が好転した、生き方が変わって楽になった、というお話を聞けることは非常に嬉しいものです。

　しかし、長く重い病気の方は心も重く、なかなか腑に落ちてはいきません。講演会の短い時間では無理なことかもしれないと感じ、合宿を企画しました。転地療法があるように、非日常の大自然に身を置くだけでも心は軽くなるものです。そこで身体に優しく美味しい自然食を頂き、当たり前の幸せを感じ、私が持っている全てを投入して、患者さんが自分の意思と足で人生を歩めるようになることを願って止みません。

235

この先の目指すべき医療を実現するためには、医療界だけではなく、あらゆる分野の方が手を携えていくことだと思います。

　医療制度においては、厚生労働省と各医学会が《人》を中心とした医療を考えていないように思えます。身体は１つなのに、臓器別にクリニックがあるのは不便極まりありません。臓器別の研究はいいのですが、ドイツのように一人で総合的に診られる「家庭医（赤ひげ）免許」の導入も必要ではないでしょうか。

　科別に通院するから無駄な労力を費やし、初再診料金は重複し、薬剤は増えてしまいます。眼科のような特殊な分野は別として、子どもから老人まで内科も外科も診られる総合クリニックなら利便性は高く、医療費も減らせるはずです。診療報酬を単科開業は低く、家庭医開業は高いとなれば、多くの医者を家庭医へ誘導できるでしょう。

　あとは、どうしたら無駄な医療を受けずに済むかを学校教育に取り入れていくのはいかがでしょう。風邪を引いたら病院へ行って風邪薬を飲むという短絡思考を野放しにしてはいけません。何に注意して受診をするのか、基本的なことを学べるようにするために、生徒に伝える

第 12 章　新たな医療のビジョン

機会が必要になると思います。予防医学の実践です。

　また、受診前の総合診断電話窓口があると便利です（119 のように）。いかに健全な生活が将来の幸せに繋がるか、経済的にも得なのかを教えていかなければなりません。

　昔から思っている医療保険の不思議ですが、健康になるための努力と経済的負担が全く加味されていませんので、かなり不公平です。一般定期健診で、3 年連続 A 判定の無病息災なら Gold 保険証で保険料が安くなると嬉しいです。一度でも B 判定ならシルバー、C 判定ならブロンズ保険証で保険料は上がる。発病して 1 ヶ月以上入院や通院をしたら格下げで、保険料はさらに上がるとか。その方が公平だと思うのは私だけでしょうか。

　混合診療の全面解禁の前提で、本当の意味での総合病院化できると素敵です。脳梗塞後のリハビリテーションにアロマセラピーや整体を加えたり、不安感が強い方にはシンギングボウルやヨーガ呼吸法を取り入れたり、がんの方に笑い健康法を取り入れたり、慢性病にホメオパシーを取り入れたりできたらいいですね。

地方創生の一環として、大自然に囲まれ、自然食を食べて療養できる病院があれば雇用創出にも繋がるでしょうし、寂れてしまった温泉旅館の統合医療の病院化で湯治療法や断食道場などを行えれば有意義です。田舎を都市化することではなく、地方の田舎力を基本とした地域活性化の夢も広がります。

　既に自給自足のコミュニティを作られている方もおられます。医療を加味したこのような夢を具現化するには、国民ひとりひとりの意識が変わっていかなければなりませんね。やはり、わたし一人の力では限界があります。より良い世界を目指し、新しい医療のため、共に歩める志をお持ちの医師と繋がりを持っていきたい。私が培った現代医学にはない世界観をお伝えするための医師向けのセミナーはいかがでしょう？

　また、医師に限らず、優秀な代替医療の従事者も増えていますので、その人々とも繋がり、意識を共有し、歩調を合わせ、人々を幸せにできる本当の総合医療を目指したいと思います。

　そのための小さなモデルケースを作りたいと思っていますが、ご縁により長野県の戸隠村に候補地が見つかりました。かなり広いので、やろうと思えば色々とできそ

うです。多くの知恵を結集し、井戸を掘り、自給自足可能な田畑を持ち、廃棄有機物も発酵分解する、できるだけフリーエネルギーを取り入れ、持続循環可能なセミナーハウスを作りたいです。

先ずは保養所の共用部分を建て、合宿や研修会を開催しましょう。コの字型に宿泊棟を建て増し、中庭から戸隠山を望む。

**かーっ、いいなあ～ o(^^)o**

コテージを繋いでもいいかな。野菜が採れるようになれば店頭販売したり、野菜カフェを開いたり、発酵食品の製造販売をしたり。冬はスキーロッジに。

まあ、どんな人が来るかで形態はどんどんと変貌するでしょうけれど、このような妄想はワクワクします♪

世界のHONDAも最初は町の自転車屋さんでしたし、Appleも民家のガレージでの創業でした。先ずは夢を語り、どうしたら営業ベースに乗るかを検討し、具現化できることから始めましょう。私はこの夢をみんなで叶えたいと思っています。

皆さん、一緒に夢に参加しませんか？
どうぞよろしくお願いします。m(_ _)m

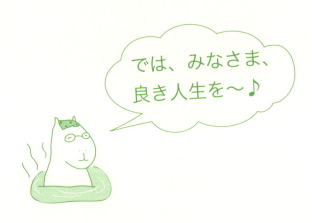

田中 佳ホームページ
http://capybara-tanaka.com/

## おわりに

### 我々は死にながら生きている

いろいろな職業の中で、医師と看護師ほど多くの人の死に対峙する職種はないんじゃないだろうかと思います。医療界の「死は敗北」という雰囲気の中で、患者さんを生かすことだけに精力を注ぎ込んだ医療をずっと行ってきました。死は日常でしたが、慣れることはありませんでした。臨終の時に感情移入すると泣いて格好が悪いと思っていたので、アンドロイドになりたいと思ったりもしました。もう、人が死なない職業に就きたいと職探しをしたこともありました。この時は、ただただ死なせたくない想いでいっぱいでした。それが患者さんと家族の幸せだと信じていたからです。

いまも患者さんからの相談を受けることは多く、そのほとんどは「がん」でございます。「がん＝死」という医療界の構図が世に広がっているため、激しく死を恐れています。生き物としては当然なので、完全に自分を見失ってしまうのです。混乱している人に「落ち着いて」と言っても意味はなく、どう話の方向性をもっていくか、いつも悩みながら頑張っています。現実を直視し、方向

241

性を指し示す。いろいろな経験や学びを経て、自分の生きる道に気づいてもらえるようになりました。

　平成27年からホメオパシーの学校で解剖の授業を担当していますが、各臓器や細胞の構造と仕組みを学び直すうちに、人体の神秘さに感動するようになってきました。ヒポクラテスやレオナルド・ダ・ビンチから現在に至るまで、沢山の人々の研究により、実に細かいところまで分かったものだと感動します。それと同時に、この仕組みを作り上げた神業にはさらなる畏敬の念を覚えるのであります。

　受精卵から胎児になる過程も神秘的ですが、ただ細胞が作られていくだけではない点には驚きます。手は丸い玉から指の間の細胞がアポトーシスを起こして指を形作っていくのです（アポトーシス：細胞自身が持つ自滅プログラム）。そのほうが効率はいいのかもしれません。

　また、腸管粘膜の新陳代謝は激しく、たった1個の小腸細胞の先端に微絨毛が2000本もあり、その1本の微絨毛の細胞は絨毛の根元で生まれ、先端に移動して脱落していきます。オギャーと生まれて脱落死するまでの時間は、およそ24時間。この「脱落」のときにも、なんと！アポトーシスが起こっているではありませんか！

「私の役割はここまでなので、死にますね、さような
ら！」って、もう、けなげで、泣けてきますよね。

　生命体とは、生きるものと死ぬものとの絶妙なバラン
スの上に成立しているのです。この世に生まれてからも
全身で新陳代謝が続くということは、私たちは死になが
ら生きていることになります。中枢神経は減るだけのよ
うですが、全身の細胞は10〜15年もすると骨まで入
れ替わるわけですから、細胞レベル的には80歳までに
5〜8回は体が完全に死んでいることになります。

　何気なく、当たり前に「新陳代謝は新しい細胞を作り
続け、健全さを維持するシステム」と言ってしまいます
が、全身で毎日一千億個の細胞が入れ替わるほどの激し
さは、その子（細胞）たちが自らの意思で死んでくれる
お陰様なのです。

　それだけではありません。日々これだけ入れ替われば
遺伝子のコピーミスも起こるでしょうが、なんと癌化し
かけた細胞が異変に気づき、「あっ！　しまった！　癌
化しちゃったよ、役目を果たせずごめんな、先に死ぬわ」
とアポトーシスにより自滅するなんて、もう、泣けてき
ます。私たちの全細胞は、役目を果たせなくなったり、
本来とは違う姿に変わってしまうと、自ら死を選ぶシス

テムを稼働させて体全体の健康を維持しようとしている、ということなのです。

## なんてこったい！

恐らく、これらの死にゆく細胞たちに憂いはありません。一つの細胞が自らの役割を果たすためだけにこの世に生まれ、役割を果たし終われば積極的に死んでいく。死ぬことによって、全体を健全に生かす道を選ぶ。そこには、良いも、悪いもないのです。腸粘膜の微絨毛細胞は、１日という寿命を精一杯生きて死んでいきます。白血球は１週間、皮膚の細胞は１ヶ月、筋肉は３ヶ月など、ただ黙々と自分の役割を果たして死んでいくのです。私たちは、たくさんの死によって生かされています。この生の営みが、常に死を包括し続けていることに驚きを隠せません。

この細胞レベルの循環は、１人の人間を取り巻く大いなる循環の中の一部でもあります。私たちが生まれたのは、自らの役割をこの世で果たすためだと考えることはできないでしょうか。死にゆく人をどんな形でも長生きさせようとすることは、大いなる流れの意思なのでしょ

244

うか。

　この世の時間はもって 100 年と短いです。ましてや、死期が近いかもしれない病気になったことを憂いている暇は、果たしてあるのでしょうか。

　この世の時間は限られた、とても貴重な時間です。では、その時間で何ができるのでしょうか。何をすべきなのでしょうか。病いになった人にしかできないことがあるのではないでしょうか。辛い入院生活を歌にしてライブをしている方、断食道場を作られた方、農園合宿をされる方、ヒーラーになられた方、自然医療を行っている方など、絶望の淵で見つけた宝で活き活きとされている方の生き様は、とても美しいです。その日、その時に、できることを精一杯して、この世を生きる。

　私たちは大いなる循環の一部であり、死は日常であり、その死があってこそ、生が輝いているのです。人生は生きた時間ではなく、質だと思うのです。死に怯えて生きることよりも、死を受け入れてこの世を楽しんだ方がお得ではありませんか？　貴方が心の底からしたいと思うことはなんでしょうか。魂は何を叫んでいるでしょうか。その叫びに意識を集中して、本当の自分を感じることができたとき、幸せな人生を歩むことになるのでしょう。

245

田中 佳（たなか よしみ）
1960 年 12 月 19 日生まれ
東海大学医学部を卒業後、同大学付属病院脳神経外科助手を経て
市中病院にて急性期医療に長年携わる。
大学在任中に悪性脳腫瘍に関する研究で医学博士を取得。
日本脳神経外科学会認定専門医・日本抗加齢医学会認定専門医。
現在は、健康になるための方法を伝える講演活動を、
全国で展開している。

田中 佳ホームページ
http://capybara-tanaka.com

**あなたが信じてきた医療は本当ですか？**
2017 年 11 月 11 日　初版発行
著　者　　田中　佳
装　幀　　宮島　仁美
DTP　　　深田　英嗣
企画・編集　（株）第三プラネット出版
発行者　　竹下　晴信
発行所　　（株）評論社
　　　　　〒 162-0815 東京都新宿区筑土八幡町 2-21
　　　　　電話　営業　03-3260-9409
　　　　　URL　http://www.hyoronsha.co.jp
印刷・製本　中央精版印刷株式会社
ISBN978-4-566-05180-5 NDC490
Japanese Text © Yoshimi Tanaka 2017　Printed in　Japan
＊本書のコピー、スキャン、デジタル化等の無断複製は著作権法上での例外
　を除き禁じられています。
　本書を代行業者等の第三者に依頼してスキャンやデジタル化することは、
　たとえ個人や家庭内の利用であっても著作権法上認められていません。
　落丁・乱丁本は本社にてお取替えいたします。